Paul FERRIS

LES REMÈDES DE SANTÉ DE HILDEGARDE DE BINGEN

•MARABOUT•

Du même auteur, chez le même éditeur

Le Guide de la Lune
Le Guide des Fleurs du Docteur Bach

© **Marabout**, 2002.

Toute reproduction d'un extrait quelconque de ce livre par quelque procédé que ce soit, et notamment par photocopie ou microfilm, est interdite sans autorisation écrite de l'éditeur.

Sommaire

Avant-Propos 9
Hildegarde, une guérisseuse d'aujourd'hui 9

1. La vie d'Hildegarde de Bingen 13
Une enfance peu commune 15
La nonne sort de sa réserve 16
Rendue célèbre par le pape en personne 18
Prophéties 18
Guérisons à la chaîne 21
L'évêque la supplie d'arrêter les miracles . 21
Des biographes pas toujours objectifs 22

2. Du Moyen Âge à nos jours 25
Recettes curieuses 28
Un diagnostic flou 29
Le chaud et le froid 29
Le combat de l'âme et de la chair 30
Prévoir la maladie et la mort 31
La lune 32
Et pourtant, elle tourne ! 33
Cycles de la lune et cycles humains 33
L'influence de la lune sur la végétation ... 34
Naissances et psychologie 36
En résumé : il faut savoir faire le tri ! .. 37

3. LES PLANTES DE SANTÉ PRÉFÉRÉES D'HILDEGARDE	39
Par ordre alphabétique	42
4. LES ALIMENTS DE SANTÉ PRÉFÉRÉS D'HILDEGARDE	73
Le vin	75
L'huile d'olive	76
Le miel	80
Le pain	82
Le vinaigre	84
Fèves, pois et lentilles	87
5. ARGILE, MÉTAUX, MINÉRAUX ET PIERRES PRÉCIEUSES	91
Minéraux et pierres précieuses	84
Ambiance et contact	84
Laissez vos pierres se reposer	95
Les pierres précieuses sont-elles toxiques ?	95
Et les chakras ?	95
Pierres, métaux et minéraux par ordre alphabétique	97
L'argile	107
6. LES FORMULES MAGIQUES	109
Un équilibre précaire entre le bien et le mal	112
Des clés magiques	112
Intérêt historique avant tout	113
Vaincre les obsessions	113
Déceler le poison dans la nourriture ou le vin	114
Se protéger contre les paroles magiques	115
Vaincre la lèpre	116
Devenir intelligent	116
Lutter contre les envoûtements qui rendent fou	117
Éloigner les esprits mauvais lors de l'accouchement	118
Annihiler les philtres d'amour	119
Contre la fièvre	119
Faire cesser une infidélité d'origine magique	120
Contre sa propre méchanceté	120
Contre les tourments inspirés par des esprits aériens	121

7. Savoir préparer les recettes d'Hildegarde 123
Poudres, tisanes ou élixirs ? 126
Préparer avec du vin 128
Préparer avec de l'eau 131
Préparer avec de l'huile, des graisses ou de la cire . 132
Pierres et prières 136

8. Les remèdes d'Hildegarde 137
Toutes les affections :
de A comme Abcès à Z comme Zona 138

9. Index des remèdes 179

10. Index des troubles et affections 181

11. Bibliographie 183

Avant-propos

Hildegarde, une guérisseuse d'aujourd'hui

Visionnaire, poétesse et musicienne de tout premier plan, Hildegarde de Bingen est considérée comme la première vraie phytothérapeute moderne. Neuf cents ans plus tard, son enseignement reste d'actualité. Hildegarde de Bingen est au Moyen Âge ce que Nostradamus est à la Renaissance. Prédictions étonnantes, médecine d'avant-garde, influence sur les grands de ce monde...

Durant la seconde moitié du XIIe siècle, saint Bernard, l'empereur Frédéric Barberousse et même les papes correspondent avec elle. Par dizaines de milliers, les pèlerins se dirigent vers son monastère pour écouter ses prophéties ou profiter de sa science médicale. Au Moyen Âge, l'enseignement des grands médecins grecs, latins ou égyptiens est oublié : l'utilisation des plantes s'apparente même parfois à la pratique de la sorcellerie. Mais Hildegarde de Bingen ne s'occupe pas des idées préconçues de son temps : elle étudie, elle observe, elle pratique et, surtout, elle écrit. Ses prédictions et ses œuvres visionnaires — naturellement hermétiques — ont considérablement influencé son temps et les siècles suivants. Aujourd'hui, c'est son œuvre médicale — suffisamment précise quant à elle — qui nous intéresse.

Ses recettes et ses constatations sur les propriétés des plantes sont passées dans le savoir populaire. Transmises de génération en génération, testées pendant des siècles et à grande échelle dans les campagnes, ses recettes ont fini par emplir nombre d'ouvrages de phytothérapie. Aujourd'hui, la science analyse chimiquement les plantes, procède à des études en double-aveugle... et confirme ce savoir populaire, c'est-à-dire les découvertes d'Hildegarde, vieilles de plus de neuf siècles !

À plusieurs titres, les secrets et les remèdes d'Hildegarde de Bingen restent d'actualité. D'abord, dans notre monde moderne, nous aspirons tous à une médecine plus respectueuse de l'environnement et de l'humain : les plantes sont souvent la meilleure base, la plus simple et la plus sûre de cette approche. Ensuite, dans le domaine de la santé, il est devenu évident que le psychisme et le physique sont étroitement liés : Hildegarde n'a cessé de répéter qu'il est illusoire de vouloir faire disparaître une maladie si l'on ne comprend pas ce qui se cache derrière. Enfin, il apparaît que les thérapeutiques orientales — chinoises, hindoues, tibétaines, etc. — utilisent non seulement les mêmes concepts et la même terminologie que sainte Hildegarde mais aussi les mêmes ingrédients : comme si, par-delà les mers, par-delà les siècles, il y avait une même façon de comprendre l'être humain et de le guérir.

Bien des recettes d'Hildegarde de Bingen n'ont jamais été divulguées jusqu'à présent. D'autres, transformées de siècle en siècle, sont tellement éloignées des formules originales qu'elles n'en ont même plus l'esprit. Il faut préciser que les manuscrits de son œuvre sont rares et difficiles d'accès. Heureusement, depuis quelques années, des spécialistes de la littérature médiévale proposent des traductions fiables. Hétérogènes et peu méthodiques, les textes d'Hildegarde de Bingen mêlent souvent des conseils précis avec des considérations religieuses ou des explications dépassées sur la physiologie humaine : un tri est donc indispensable. D'où l'utilité de ce guide, véritable retour aux sources, qui rassemble et classe les informations utiles. Mon but n'est pas de rester fidèle à la lettre au texte d'Hildegarde — les ouvrages spécialisés sont là pour ça — mais de respecter l'esprit de son œuvre : dévoiler les grandes recettes et les petits secrets qui permettent de trouver une solution rapide à de nombreux maux.

J'ai choisi aussi bien les remèdes indiscutablement efficaces que les recettes inconnues et qui n'ont pas encore fait leurs preuves, du moins au XXIe siècle. J'ai aussi abordé les traitements rares, à la limite de la pratique magique. Seule entorse aux recettes d'Hildegarde, j'ai remplacé, par des équivalents aux propriétés comparables, les ingrédients dangereux ou bien introuvables aujourd'hui : il s'agit la plupart du temps de graisses animales, d'huiles végétales tirées d'espèces disparues ou protégées, de plantes mal identifiées ou encore de variétés toxiques dont l'usage est délicat. De tous les remèdes décrits dans ce livre, aucun n'est dangereux dès lors que la recette est scrupuleusement suivie et que les doses sont respectées. J'ai éliminé les « formules » incompréhensibles ou incomplètes, hasardeuses (saignées, substances risquées…) ou utilisant des produits hors de prix. Certaines recettes utilisent des plantes dans des indications qui ne sont pas mentionnées dans les ouvrages modernes de phytothérapie : même si je n'ai pas trouvé de preuve ou de témoignage sur leur efficacité, j'ai pris le parti de respecter les indications d'Hildegarde, dans la mesure où elles ne présentent ni danger ni contre-indication.

Sans doute, vous avez déjà constaté que, tout en continuant le traitement de votre médecin, la guérison d'un trouble a été accélérée dès que vous avez associé des remèdes naturels à vos médicaments. Et puis, pour un rhume, une grippe, des rhumatismes, des aigreurs d'estomac, etc., il n'est pas toujours nécessaire d'utiliser l'arsenal chimique ! Bien souvent les recettes de « grand-mère » ont fait leurs preuves ! Alors, que dire des secrets de sainte Hildegarde !

Toutefois, si vous suivez un traitement médical ou bien si vous avez le moindre doute concernant votre santé ou l'utilisation d'une plante médicinale, n'hésitez pas à consulter un médecin. Ainsi, en cas de grossesse et pour les jeunes enfants, il vaut mieux s'abstenir d'essayer la plupart des traitements proposés par Hildegarde. Ce livre n'a pas la prétention de se substituer à des méthodes reconnues pratiquées par des médecins qui ont suivi plusieurs années d'études universitaires. Il a pour seule ambition de contribuer à votre bien-être.

Paul Ferris

Nota bene : Dans ce livre, les phrases entre guillemets et en italiques sont des citations d'Hildegarde de Bingen, extraites de ses principales œuvres : *Scivias, Causae & Curae*, et *Liber Subtilatum de divinis creaturis*.

Chapitre 1

La vie d'Hildegarde de Bingen

À la mort d'Hildegarde, deux arcs-en-ciel, venus des quatre coins de l'horizon, forment une croix au-dessus du monastère qu'elle a fondé. La croix lumineuse et colorée se redresse, grandit, jusqu'à emplir tout le ciel. Ceux qui assistent à cet étonnant phénomène ne sont pas surpris : le ciel ne peut que rendre hommage à la sainte.

Une enfance peu commune

Hildegarde est née en 1098. Elle arrive dans une époque trouble : les royaumes européens se déchirent tout en lançant la première croisade à l'assaut de Jérusalem. Hildegarde, dixième enfant d'une famille de petite noblesse rhénane, appartient aux couches aisées de la société allemande de l'époque. Très tôt, la jeune Hildegarde apparaît comme un véritable phénomène. À 5 ans, elle montre une vache à sa nourrice : « Vois donc le joli petit veau qui est dans cette vache. Il est blanc avec des taches au front, aux pieds et au dos. » Quand le veau naît, chacun constate qu'il est tel que la petite l'a décrit. Plus tard, elle se plaindra de ces visions qui ont bouleversé son enfance, au point qu'elle devait les taire, comme honteuse d'avoir vu des choses que les autres ne pouvaient concevoir, des choses surtout qu'une petite fille ne pouvait normalement pas comprendre. « À l'âge de 3 ans, dit-elle, j'ai vu une lumière telle que mon âme a été bouleversée, mais à cause de mon enfance, je n'ai rien pu dire. »

À mesure qu'elle grandit, l'enfant évoque de moins en moins ses visions et ses prédictions. Mais parfois, au cours d'une conversation, elle se trahit, remplissant de stupeur ou d'effroi son entourage. Ses parents ont conscience de la particularité de leur fille. Quand elle a 8 ans, ils la confient à Jutta, jeune abbesse d'un monastère proche de chez eux pour qu'elle apprenne à lire, à chanter des psaumes, à composer de la musique et, bien sûr, à reconnaître les « simples », c'est-à-dire les plantes médicinales. Entre la fillette et Jutta naît une véritable amitié. Hildegarde n'hésite pas à lui décrire ses visions, de plus en plus complexes, de plus en plus incompréhensibles : « *...et mes yeux restent ouverts... C'est tout éveillée que, de jour comme de nuit, je vois ces choses... Une lumière qui n'a pas d'origine et tellement plus lumineuse que celle qui entoure le soleil...* ».

La nonne sort de sa réserve

La santé de la fillette est fragile. Elle est toujours malade et tient difficilement sur ses jambes. À l'âge de 15 ans, Hildegarde reçoit « le voile » des mains de l'évêque Otton de Bamberg, ce qui n'est pas un mince honneur.

Les années passent. En 1136, Jutta meurt et, tout naturellement, Hildegarde devient abbesse du couvent. Elle a 38 ans. En plus de ses visions elle perçoit des voix, toujours plus insistantes, des voix qui lui ordonnent d'écrire et de divulguer ses visions et ses prédictions.

PRIVATIONS ET SYNDROME DE CHARLES BONNET

Les visions — mettant en scène des animaux réels ou fabuleux, des personnages féeriques, des plantes merveilleuses ou bien encore des personnes existantes — sont pour la plupart médicalement considérées comme des hallucinations, c'est-à-dire des troubles psychiques. Mais parfois il peut s'agir du syndrome de Charles Bonnet, d'ordre ophtalmologique. Ces images étranges sont ressenties brutalement, comme des flashs. D'où l'impression d'une luminosité intense. Ce syndrome survient suite à une dégénérescence maculaire, à une rétinopathie diabétique, à un glaucome ou bien encore à une atteinte de la cornée. Récemment, certains médecins, en analysant les écrits d'Hildegarde de Bingen, ont diagnostiqué chez elle la forte probabilité de ce syndrome. De santé fragile, « nourrie » de privations et de récits religieux effroyables ou fortement imagés, Hildegarde aurait développé et même « travaillé » cette faculté qui ne pouvait que paraître miraculeuse à l'époque. L'exagération des biographes aurait fait le reste. Cette explication semble un peu courte car elle ne prend pas en compte les hallucinations auditives (Hildegarde entendait aussi des voix) ni la justesse de ses prédictions, authentifiées par la correspondance que la nonne entretenait avec saint Bernard, les empereurs et les papes. Hallucinations ou visions, cela ne retire rien à la pertinence des connaissances d'Hildegarde en matière de plantes médicinales.

« Voici que dans la quarante-troisième année de ma course temporelle, alors que je m'attachais avec beaucoup de crainte à une vision céleste, toute tremblante, je vis une très grande splendeur dans laquelle une voix se fit entendre du Ciel, me disant : "Homme fragile, cendre de cendre, pourriture de pourriture, dis et écris ce que tu vois et entends. »

Souffrant d'une santé chancelante, doutant d'elle-même et de sa mission, Hildegarde se sent écrasée par la tâche qui l'attend. Dans une prière, elle refuse l'ordre venu du Ciel. Alors, un éclair la transperce de douleurs et la laisse comme paralysée sur son lit. Richardis, une jeune religieuse, la voit dans cet état pitoyable. Elle appelle l'abbé Volmar, confesseur d'Hildegarde, qui réussit à la faire parler. Le prêtre rapporte les faits à sa hiérarchie. Après un moment d'hésitation, l'évêque autorise Hildegarde à écrire ses visions. Ce sera le premier livre du *Scivias*.

En 1147, un synode réunit à Trèves les principaux responsables de l'Église. À cette occasion, l'archevêque de Mayence présente le *Scivias* au pape Eugène III. Influencé par saint Bernard, le pontife trouve ce texte si surprenant et si intéressant qu'il va désigner deux prélats pour enquêter au monastère où se trouve Hildegarde.

Rendue célèbre par le pape en personne

La conclusion des enquêteurs est formelle : la petite nonne est humble, sincère, parfaitement respectueuse des règles monastiques. Une mystification est impossible. Alors, devant les évêques réunis, le pape lui-même lit et commente le *Scivias*.

Saint Bernard, enthousiaste, déclare : « qu'il faut se garder d'éteindre une aussi admirable lumière animée de l'inspiration divine. » Le pape en personne écrit à Hildegarde : « Nous admirons ma fille, et nous admirons au-delà de ce qu'on peut croire, que Dieu montre en notre temps de nouveaux miracles, et cela lorsqu'Il répand sur toi Son Esprit au point que l'on dit que tu vois, comprends et exposes de nombreux secrets. »

Prophéties

Rapidement, la renommée du petit monastère grandit. Les nonnes sont à l'étroit et Hildegarde décide de déménager le couvent à côté de la petite ville de Bingen qui lui donnera son nom. Parmi les prophéties qui se sont révé-

Une montagne couleur de fer

Dans le *Scivias*, la première de ses œuvres, elle décrit la création du monde, les origines du christianisme et l'arrivée de l'Antéchrist. Fortement imagées, les prédictions les plus pessimistes sont à peine tempérées par l'espoir d'un retour à une vie plus respectueuse des principes chrétiens. Dans un siècle bouleversé, où les croisades inutiles se superposent aux guerres locales incessantes, de tels écrits trouvent facilement interprétation. Voici le début de la Première Vision du Premier Livre du *Scivias*, l'un des passages lus par le pape Eugène III devant les évêques.

« J'ai vu comme une grande montagne couleur de fer, et sur elle quelqu'un était assis, resplendissant d'un éclat tel que sa lumière m'aveuglait. De chaque côté, le voilant d'une douce ombre, une aile s'étendait, merveilleuse de largeur et de longueur. Et devant lui, au pied de la montagne, se tenait une figure couverte d'yeux dont je ne pouvais distinguer aucune forme humaine à cause de la multitude d'yeux. Devant elle, il y avait un enfant, sombrement vêtu mais chaussé de blanc : sur sa tête descendait une telle clarté, rayonnant de celui qui était assis sur la montagne, que je ne pouvais regarder son visage. D'innombrables étincelles vivantes s'échappaient de celui qui était assis sur la montagne et enveloppaient ces figures d'une grande douceur. Dans cette montagne on distinguait de nombreuses lucarnes dans lesquelles apparaissaient des têtes humaines, les unes sombres, les autres blanches. Et voici que celui qui était assis sur la montagne s'écriait d'une voix pénétrante : « Ô Homme, poussière insaisissable de la poussière de la Terre et cendre de la cendre, crie et parle sur l'origine de l'incorruptible salut, jusqu'à ce que soient édifiés ceux qui connaissent la moelle des Écritures mais ne veulent pas la prêcher car ils sont tièdes et languissants. Découvre-leur la clef des mystères que, dans leur timidité, ils cèlent sans fruit dans le secret. »

lées exactes, il y a ce fameux conflit entre les papistes et les cathares : dès 1164, Hildegarde a non seulement prédit le rapide développement et la fin du mouvement hérétique, mais aussi la réaction brutale, inquisitoriale et cruelle de l'Église. Quarante ans plus tard, sur ordre du pape, saint Dominique et Simon de Montfort procèdent à un véritable génocide. Leurs armées brûlent tout sur leur passage, tuant femmes, enfants et vieillards. Quand un soldat demande comment distinguer un « bon chrétien » d'un « hérétique », la réponse tombe comme le couperet d'une hache : « Tuez-les tous, Dieu reconnaîtra les siens ! »

UNE PRÉDICTION DOULOUREUSE

Richardis, la jeune nonne qui a alerté Volmar, est devenue plus que la confidente d'Hildegarde qui la considère comme sa propre fille. Richardis aide Hildegarde à tous les instants. Mais, très influente et très riche, la famille de Richardis fait nommer la jeune femme abbesse d'un autre monastère. Richardis quitte le couvent avec sa sœur, elle aussi nonne. Cette séparation, vécue comme une véritable trahison, met Hildegarde dans une incroyable colère. Elle écrit à la mère de Richardis : « *Aussi si tu es bien la mère de celles qui sont tes filles, prends garde à ne pas causer la ruine de leur âme, afin de ne pas être accablée de larmes et de gémissements amers.* » D'autres allusions, évoquées symboliquement, sonnent comme des présages funestes. Un an plus tard, la jeune Richardis meurt. Hildegarde, bouleversée, se sent responsable de cette mort.

Infatigable mais toujours aussi fragile, Hildegarde poursuit son œuvre prophétique, écrit la musique de cantiques, multiplie les correspondances avec les plus hautes personnalités de son temps. À la demande de monastères ou d'évêques, elle entreprend des séries de prédications dans toute l'Allemagne. Par milliers, les fidèles se pressent pour venir l'écouter.

Guérisons à la chaîne

À côté de ce travail intellectuel et religieux, elle soigne tous ceux qui viennent la voir. La notoriété d'Hildegarde a passé les frontières. De partout les pèlerins arrivent à pied ou à cheval, un peu pour écouter les prêches et beaucoup pour être guéris. La liste des miracles s'allonge jour après jour. Les témoignages se propagent. C'est l'histoire de Berthe, une servante, qu'une tumeur au cou empêche de manger : Hildegarde fait un signe de croix sur la grosseur qui disparaît. C'est l'histoire d'une jeune mère et de son enfant aveugle, sur le même bateau qu'Hildegarde : la religieuse trempe la main dans le fleuve et bénit l'enfant en lui versant de l'eau sur les yeux ; alors, l'enfant voit. C'est aussi tous ces récits de miracles à distance : un infirme prie pour qu'Hildegarde l'aide et il la voit en vision qui s'approche de lui, impose les mains et le remet sur pieds. Mais Hildegarde n'use pas de ses pouvoirs surnaturels dans tous les cas de figure : la prière, les conseils de modération, les soins par les plantes ou les minéraux sont autant d'armes pour éloigner le mal et la maladie.

L'évêque la supplie d'arrêter les miracles

Hildegarde meurt le jour qu'elle avait prédit : le 17 septembre 1179, entourée des nonnes de son couvent. L'assistance attristée est témoin d'un nouveau prodige : le ciel est illuminé par deux arcs-en-ciel. Une fois disparue, Hildegarde est l'objet d'un culte encore plus grand. Ce sont des pèlerinages incessants qui se dirigent vers le monastère de Bingen. Les miracles se multiplient et le mouvement de foule s'amplifie. La petite ville de Bingen ne sait pas comment s'organiser pour accueillir les pèlerins. Les nonnes sont dépassées par l'événement. Elles supplient l'évêque de Mayence qui implore Hildegarde d'arrêter ses miracles pour que les nonnes puissent reprendre leurs humbles occupations. Hildegarde semble entendre ses prières : le calme, enfin, revient sur la région.

Des biographes pas toujours objectifs

La vie d'Hildegarde, humble moinesse à la santé fragile qui réalise tant de prodiges, a fortement impressionné ses contemporains. À la mort d'Hildegarde, nombre de personnalités ont voulu sa béatification. Des vies d'Hildegarde ont été écrites, des miracles ont été ajoutés, des témoignages ont été amplifiés.

Livres de messe et reliques

Les légendes se répandent après sa mort : n'aurait-elle pas, à l'âge de 7 ans, rendu visite secrètement à l'empereur d'Allemagne, retenu prisonnier par son fils dans un cachot ? Même les livres de messe contiennent des prières rimées en vers et adressées à Hildegarde ! Hildegarde, bien qu'elle ne soit pas canonisée, apparaît en bonne place dans les litanies des saints et martyrs, entre sainte Catherine et sainte Marguerite. Ses reliques sont enterrées au pied de l'autel de l'église de Bingen, juste à côté de celles de saint Rupert. Vers 1490, le savant humaniste Jean Trithème fait exhumer le corps d'Hildegarde et il obtient d'en conserver un bras. À la même époque, le cardinal Albert de Brandebourg conserve, dans deux verres en cristal, un des doigts et la langue d'Hildegarde.

Il fallait persuader les foules de l'importance du message d'Hildegarde. Il fallait aussi présenter un dossier solide afin qu'elle soit déclarée sainte. Revu et corrigé plusieurs fois, ce « dossier Hildegarde » est finalement oublié : jamais elle ne sera sanctifiée. Pourtant, le peuple continue sa ferveur. Et, curieusement, en 1583, elle apparaît comme sainte dans les registres officiels. Ses œuvres plus ou moins tronquées ou « améliorées » ressortent à chaque époque troublée. Des prophètes de mauvais augure les répandent — comme actuellement sur Internet — pour tenter d'effrayer les « croyants » et des les ramener à « la raison », leur raison, celle d'une religion rigide et terrifiante. Mais, bien plus intéressant est le travail d'universitaires — comme L. Moulinier, P. Monat ou S. Gouguenheim — qui recherchent les manuscrits authentiques, traquent les faux, procèdent à des traductions rigoureuses... Un nettoyage indispensable pour plonger au cœur d'une œuvre étonnante.

Chapitre 2

Du Moyen Âge à nos jours

En neuf siècles, nos conditions de vie ont beaucoup évolué, du moins en Occident. Plus de guerres, plus de famines, une hygiène érigée en système, un suivi médical de la majeure partie de la population, des conditions de travail moins pénibles, une meilleure protection contre le froid… Certaines maladies comme la peste ont disparu. L'espérance de vie a considérablement augmenté. D'autres maux sont apparus, comme le sida. D'autres se sont installés, véritables épidémies du troisième millénaire : insuffisance cardiaque et obésité notamment.

Mais les maux les plus courants (et chroniques) sont souvent les mêmes : problèmes digestifs ou circulatoires, migraines, rhumatismes, etc. La médecine du Moyen Âge, pratiquée essentiellement par les moines et les nonnes, associait plantes, formules magiques, pierres précieuses, saignées… Ce qui a plus tard déconsidéré le travail remarquable des médecins de l'époque qui n'avaient pas les moyens techniques d'investigation et de compréhension que nous avons aujourd'hui, ce sont quelques remèdes de toute évidence ineptes.

Recettes curieuses

Les remèdes absurdes sont dus à une méconnaissance totale de l'anatomie : n'oublions pas que la dissection des cadavres était punie de mort au Moyen Âge, tout comme la présence d'un homme à un accouchement. Les causes des maladies étaient d'autant plus farfelues que la maladie était souvent interprétée comme un châtiment divin. Et surtout, les moyens de transmission des connaissances étaient limités : l'imprimerie n'existait pas. Les livres qui circulaient étaient souvent des copies de livres religieux. Les remèdes étaient « colportés » de village en village précisément par les colporteurs qui vendaient, outre des remèdes invraisemblables, tout ce dont les paysans pouvaient avoir besoin : outils, vaisselle, habits, etc.

Jusqu'au XVIe siècle, une femme qui souffrait d'affections vaginales avait le choix entre une décoction de troène dans de l'urine ou bien encore une bouillie de punaise à respirer. Pour éviter la chute des cheveux, il fallait se frotter le crâne avec de l'oignon et des cendres de souris brûlées. Pour soulager la douleur d'un pied, il était conseillé de le tremper dans du sang de bœuf encore chaud. Ce type de remède qui peut faire sourire était proposé en même temps que des remèdes tout à fait valables, à base de plantes notamment. Comment, dans un tel contexte, pouvait-on faire la différence entre ce qui marchait et ce qui ne marchait pas ? Toutefois, il faut relativiser : ces remèdes absurdes ont été mis en avant de façon exagérée. Bien sûr, ils ont existé. Bien sûr, il y en avait beaucoup. Mais les remèdes à base de plantes étaient, malgré tout, utilisés dans la majorité des cas. Dans ces conditions, il a été facile, plusieurs siècles plus tard, de tout mettre sur le même plan : si la bouillie de punaise était ridicule, l'infusion de sauge pouvait l'être tout autant.

Hildegarde aussi

Nombreux sont les admirateurs d'Hildegarde qui n'ont voulu voir en elle que ses côtés positifs : recettes à base de plantes, composition musicale et visions. Mais à la lecture des œuvres d'Hildegarde, on s'aperçoit qu'elle a aussi véhiculé les recettes absurdes. Elle a même peut-être ralenti les connaissances médicales et anatomiques de l'époque puisque sa parole, celle d'une sainte, ne pouvait être remise en question. Ses explications sur l'origine des pierres précieuses, sur la conception d'un enfant, sur le fonctionnement interne des organes ou sur l'origine des maladies étaient assénées avec force.

Un diagnostic flou

Hildegarde considérait l'être humain comme un ensemble des parties sèches et humides, chaudes et froides. C'était l'équilibre de ces quatre caractéristiques majeures qui permettait de conserver la santé. Ainsi, nombre de maladies étaient dues à des « flegmes » ou « humeurs », c'est-à-dire à des sortes d'inflammations de liquides internes. Un phénomène inflammatoire se constate par un gonflement (apparition d'une humeur) et de chaleur (fièvre localisée ou générale). Preuve de la justesse de cette interprétation par les « humeurs » : quand il y a maladie, il y a modification de l'apparence des muqueuses, de la salive, de l'urine, du sang, etc. C'est ainsi qu'une maladie de l'estomac était liée aux reins et que la « goutte » désignait toutes les douleurs situées dans les membres et les articulations, pas seulement les inflammations articulaires des extrémités.

Le chaud et le froid

La plupart des remèdes d'Hildegarde mettent en place au moins deux plantes ou remèdes à mélanger. Parfois, botaniquement et médicinalement, ces plantes sont très proches l'une de l'autre. Mais l'une peut être chaude et humide alors que la seconde est froide et sèche, comme c'est le cas, respectivement, pour le fenouil et l'aneth. L'équilibre trouvé entre les éléments froid-chaud- humide-sec des remèdes agit, autant que les plantes elles-mêmes, sur les organes malades et qui déséquilibrent les éléments — froid, chaud, humide et sec — de l'organisme. Cette façon de soigner est très proche de la médecine chinoise ou de la médecine hindoue. La santé ne peut être conçue que dans un équilibre global de plusieurs forces, plusieurs éléments. Et cette conception est aujourd'hui mieux admise qu'il y a cinquante ans. D'ailleurs, les médecins homéopathes et les médecins acupuncteurs font entrer ces notions dans leur diagnostic et le choix des remèdes.

Le combat de l'âme et de la chair

Autre équilibre difficile à tenir pour un humain, celui qui naît de sa dualité. Pour Hildegarde, l'origine profonde de toutes les maladies reste ce combat permanent entre le bien et le mal, le divin et le terrestre. À l'intérieur du terrestre il y a aussi du bien et du mal. Ce système bipolaire s'encastre en lui-même comme des poupées russes : la nourriture est agréable, elle soigne, elle vient de Dieu… mais son excès, son mauvais choix entraîne des maux. Cette sagesse de l'équilibre se retrouve aujourd'hui dans les bons conseils des médecins et des diététiciens : ne pas trop boire d'alcool, ne pas fumer, ne pas manger trop de graisses, etc. La notion d'équilibre entre l'âme et la chair se retrouve aussi aujourd'hui. On sait que nombre d'affections — notamment cutanées ou digestives — sont souvent déclenchées par des problèmes psychologiques, affectifs, émotionnels. D'ailleurs, le Docteur Edward Bach, au début du siècle, en était tellement persuadé qu'il a inventé une thérapie qui porte son nom, « les Fleurs de Bach ». Appelée aussi leibothérapie — le soin par des gouttes —, cette méthode équilibre, grâce à quelques gouttes d'élixirs floraux spécifiques, des émotions. En rééquilibrant le système émotionnel, on chasse les troubles physiques. Un autre médecin, le Docteur Hammer, a démontré sur plusieurs milliers de cas que tout déclenchement de cancer était lié à un choc émotionnel grave vécu dans l'isolement. Il a même localisé par imagerie médicale les zones du cerveau qui correspondent aux lésions dans l'organisme. Cette notion que l'esprit est lié au corps, et que la santé de l'humain est un tout qui rassemble le physique et l'intellect était déjà — avec d'autres mots bien sûr, plus proches des préoccupations religieuses de l'époque — mise en avant par Hildegarde de Bingen.

Prévoir la maladie et la mort

Un long chapitre de *Causae et Curae*, d'Hildegarde de Bingen, est consacré aux signes et présages. Certains sont simples : il s'agit de deviner le caractère ou les intentions d'une personne. Ces principes développés par les physionomistes du siècle dernier ou certains psychologues sont tombés aujourd'hui dans le lieu commun. À une époque, où les maladies les plus graves survenaient soudainement, il était aussi important de pouvoir rassurer les bien portants sur leur bonne santé... ou bien de leur dire de faire attention. D'où toute une série de « signes de vie » et de « signes de mort », basés essentiellement sur l'apparence des yeux et celle des urines. Aujourd'hui, ces « signes de mort » — vu l'éradication des grandes épidémies, les progrès de la médecine et surtout de l'hygiène — doivent plutôt être interprétés comme des signes de maladie. Et, bien sûr, les « signes de vie » sont des signes de bonne santé ou de guérison.

- « signes de vie » :
- si les yeux du malade sont peu brillants, un peu troubles et très humides, celui-ci reprendra vite des forces ;

- si le pouls du bras droit est régulier, quelle que soit la gravité de la maladie, l'homme vivra et ne mourra pas ;
- si les dépôts dans les urines sont mélangés au point qu'on ne peut les distinguer, le malade vivra et guérira ;

- « signes de mort » (ou de maladie) :
- *« Celui qui a le visage un peu gonflé comme celui d'un homme endormi et les yeux brillants mais pas humides, se trouve en grande difficulté et échappera de justesse à la mort »* ;
- des taches rouges ou roses sur les joues si opaques qu'on ne peut deviner la texture de la peau en dessous ;
- si un homme est sur le point de mourir, son urine présente plusieurs strates distinctes, un peu comme de l'eau qui fige en formant de la glace.

La lune

Parmi les autres thèmes de prédilection d'Hildegarde — et qui peuvent prétendre à discussion aujourd'hui —, il y a la lune et son influence sur les humains, les animaux et la végétation. Au Moyen Âge, il n'y avait pas de différence entre astrologie et astronomie. Les objets célestes avaient forcément une emprise sur la Terre. À travers les mouvements de la lune et des étoiles, magiciens et moines cherchaient à connaître l'avenir… ou bien annonçaient des catastrophes. Quelque quatre siècles plus tard, l'Empereur Charles-Quint — le souverain le plus puissant de la Renaissance, maître de l'Espagne, de l'Allemagne, de la Bourgogne, des Pays-Bas, de la Hongrie, de l'Autriche, de la Sicile, de Naples et du Pérou ! — décide, à l'approche d'une comète, d'abdiquer pour aller terminer sa vie dans un monastère. Aujourd'hui, bien que nous ayons tous naturellement tendance à rester superstitieux, la partie raisonnable qui est en nous ne peut que trouver irrationnelles les prédictions astrologiques. Mais, à côté de l'effet supposé des constellations, il y a l'effet réel de la lune.

Et pourtant, elle tourne !

Oui, la lune aussi tourne… mais pas complètement. Elle tourne autour de la Terre mais par sur elle-même. Elle reste bloquée sous l'influence de notre planète. Réciproquement, la lune agit incontestablement sur notre planète : marées et cycles féminins en sont les preuves les plus évidentes. Mais il y a d'autres influences lunaires. Toutes s'expliquent en partie par des lois physiques (gravitation universelle, champs magnétiques, forces centrifuge et centripète…) connues ou non. Dans un guide qui paraît tous les ans, le « Guide de la Lune », je rassemble les influences les plus évidentes de notre satellite dans tous les domaines : santé, jardinage, humeur… Je précise aussi les périodes favorables ou risquées : météorologie, plantations, récoltes, soins de beauté, cures de santé… Bien sûr, il ne s'agit pas de faire des prédictions, mais d'augmenter les chances de réussite selon des statistiques établies. Au temps d'Hildegarde, les connaissances en astronomie comme en statistiques étaient forcément bien plus limitées qu'aujourd'hui. Toutefois, nombre de ses observations sur la lune méritent d'être vérifiées, notamment en ce qui concerne la santé, même si elles paraissent — au lecteur moderne — invraisemblables.

Cycles de la lune et cycles humains

Hildegarde constate que « *chez les humains, le sang augmente et diminue selon la croissance et la décroissance de la lune* ». Et de conclure que si l'organisme humain ne s'adaptait pas à cet accroissement de volume, il « *serait complètement mis en pièces* ». Hildegarde remarque que lorsque la lune est décroissante, les règles sont moins douloureuses. Lorsque la lune est croissante, il y a une augmentation de la fertilité masculine et féminine. Les rapports entre le cycle lunaire et le cycle féminin ont été observés dès l'Antiquité.

Des méthodes de contraception suivaient la périodicité de notre satellite.

> ### La lune et les femmes
>
> Le cycle menstruel correspond à un mois lunaire. Les règles irrégulières proviennent essentiellement du mode de vie de chaque femme : enfants, travail, stress, fatigue, maladies... Le cycle est aussi perturbé par les variations climatiques et le rythme saisonnier qui entraînent des différences d'intensité lumineuse. L'éclairage artificiel (écrans d'ordinateur, télévision, éclairage électrique dans les maisons et les villes...) a aussi une influence sur le cycle. Dans les couvents et les internats de jeunes filles, toutes les femmes ont leurs règles au même moment : elles ont une vie strictement semblable, souvent en parfaite adéquation avec le rythme de la nature. De plus, il faut savoir qu'une grossesse ne dure pas 9 mois mais 9 lunaisons, c'est-à-dire 9 fois 29,5 jours, soit environ 265 jours.

L'influence de la lune sur la végétation

Rester en bonne santé, c'est manger des fruits sains, issus d'arbres plantés au bon moment. C'est aussi se soigner avec des plantes médicinales cueillies quand elles sont gorgées de principes actifs. C'est pourquoi Hildegarde n'hésite pas à consacrer plusieurs pages aux plantations et récoltes.

- Lune décroissante
- planter les arbres et la vigne
- récolter les plantes médicinales
- récolter les fruits que l'on veut conserver
- moissonner les céréales si l'on veut les conserver et en extraire la farine plus tard

- Lune croissante
- récolter les fruits à consommer frais

- moissonner le blé et l'orge si l'on extrait la farine rapidement
- récolter les semences et les graines à semer
- semer toutes les plantes en lune croissante.

JARDINER AVEC LA LUNE AU XXIᵉ SIÈCLE

Si on les compare avec les statistiques et les études les plus récentes, on constate que les grands principes d'Hildegarde sont toujours d'actualité. Mais ceux qui suivent aujourd'hui les principes de l'agriculture biodynamique — et donc les cycles lunaires — nuancent ces règles selon le type de récolte ou la saison. Ainsi dans le « Guide de la Lune », je donne les précisions suivantes :

Lune décroissante au jardin
Quand la lumière de la lune faiblit, les plantes se referment sur elles-mêmes, comme si elles « s'intériorisaient » : elles sont plus fragiles, se conservent moins bien mais dégagent plus de parfum et de saveur.
• À l'automne, on plante les arbres en lune décroissante.
• Récoltez les plantes médicinales dépuratives (les autres sont récoltées en lune croissante).
• Semez et plantez les légumes, fruits et fleurs dont vous voulez concentrer les saveurs : bulbes, tubercules, aromates, pois, haricots, légumes qui risquent de monter en graine ainsi que les légumes qui poussent près du sol : fraisiers, salades…
• Les confitures se font en lune décroissante : le sucre remonte moins. On cueille donc cerises, fraises, groseilles en lune décroissante.
• On coupe le foin. Tondez le gazon : il repousse plus dru et moins vite.
• Labours, bêchages, ratissages à partir du dernier quartier en lune décroissante et montante si cela n'a pas été possible plus tôt en lune descendante.

Lune croissante au jardin
Les plantes, durant la phase croissante, poussent plus vite et sont plus résistantes aux insectes et aux maladies. Les paysans

expliquent que cette vigueur est proportionnelle à la lumière de la lune. Un peu comme si les plantes « s'extériorisaient » : elles sont plus belles et se conservent mieux une fois récoltées.
• Au printemps, on plante les arbres, les fruitiers et les arbustes (dont la vigne) en lune croissante (contrairement à ce que dit Hildegarde, voir ci-dessus).
• Ramassez les légumes et les fruits à pépins.
• Semez, après le premier quartier, les plantes potagères à fruits (melon, concombre, tomate, fraisiers...).
• Plantez l'ail au premier quartier de lune. Un dicton affirme : « Plante l'ail rond à la Pleine Lune de mars ! »
• Traitez les plantes malades. Épandre de l'engrais naturel à partir du second quartier, surtout pour les sols pauvres et secs.
• La cueillette des plantes médicinales (feuilles, fleurs, fruits, graines et tiges) est préférable en lune croissante, sauf pour les plantes dépuratives qui seront ramassées en lune décroissante.
• Cueillette des champignons qui sortent un peu avant le Premier Quartier.
• On cueillera les fleurs si on veut les mettre en vase.

Naissances et psychologie

Au Moyen Âge, la mort accidentelle était tout aussi fréquente que la mort par maladie. Mourir dans une guerre, dans l'incendie d'une maison (pour la plupart construites en bois) ou emporté par une crue, était chose courante. Pour Hildegarde, il y avait une véritable logique, voulue par Dieu, sorte de prédestination :

- noyées : les personnes qui naissent quand la lune provoque d'importantes quantité d'eau ;
- brûlées : les personnes qui naissent aux alentours de la pleine lune d'août ;
- chutes mortelles : les personnes qui naissent en automne.

Hildegarde décrit le profil psychologique de tous les individus en fonction des correspondances entre leur jour de naissance et l'aspect de la lune. Quand la lune est sombre, ou que la naissance est proche de la Nouvelle Lune, les garçons sont moroses ou craintifs et les filles discrètes ou rusées. Une lune très brillante entraîne la naissance de garçons intelligents et courageux ou de filles sages et travailleuses. Mais une lune trop brillante n'est pas non plus un bon présage : ainsi, un garçon qui naît à la Pleine Lune est *« dur et orgueilleux ; il n'aime personne, sinon celui qui le redoute et l'honore ; il trahit facilement les hommes ; il bénéficiera d'une bonne santé mais mourra jeune ».*

LA LUNE ET LES NAISSANCES, AUJOURD'HUI

Un médecin tchèque, le docteur Eugen Jonas, a étudié statistiquement les chances d'avoir un garçon ou une fille. Il a déterminé qu'un enfant conçu pendant que la lune traverse une constellation « féminine » sera une fille. Sinon, ce sera un garçon. Les constellations « féminines » sont : Taureau, Cancer, Vierge, Scorpion, Capricorne et Poissons. Il paraît que cela donne jusqu'à 98 % de réussite ! Une autre tradition demanderait aussi à être vérifiée : pour avoir une fille, il faut choisir la conception en lune descendante (et l'inverse bien sûr pour un garçon).

Mais attention, les notions de lune descendante et de lune montante sont différentes des lunes décroissantes et croissantes. De plus, les constellations utilisées dans les calculs astronomiques sont différentes des signes du zodiaque utilisés en astrologie. C'est pourquoi les jours choisis ne peuvent être que déterminés par un calendrier lunaire.

En résumé : il faut savoir faire le tri !

Les choses ne sont pas simples : la lune influence, certes, mais pas n'importe comment ; les remèdes anciens sont parfois ridicules mais aussi, plus souvent qu'on ne le pense, efficaces ; les plantes ont des propriétés qu'on ne pouvait connaître au Moyen Âge... Bref, on ne peut pas tout mettre dans le même sac. Obéir aux indications d'Hildegarde ou croire à ses visions sous prétexte que c'est une sainte, ce serait à la fois très naïf et superstitieux... Dangereux aussi. En revanche, choisir les meilleures plantes et les meilleurs conseils pour les mesurer aux connaissances d'aujourd'hui, voici une initiative qui réserve de nombreuses bonnes surprises ! Oublions l'obscurantisme du Moyen Âge, plongeons dans ses lumières, plus vives et plus étendues qu'on ne le pense. Allons vite à la pêche aux astuces efficaces et aux recettes délicieuses.

Chapitre 3

Les plantes de santé préférées d'Hildegarde

Hildegarde utilisait principalement une centaine de plantes, dont une trentaine portent un nom qui ne permet pas leur identification. Une vingtaine d'autres sont très toxiques (ancolie, asaret, ciguë, etc.) et ne sont plus utilisées aujourd'hui en médecine populaire. Parmi les plantes préférées d'Hildegarde, il reste donc environ cinquante espèces, parmi lesquelles une bonne trentaine sont particulièrement efficaces. D'ailleurs, les propriétés thérapeutiques de ces plantes ont été confirmées par les scientifiques modernes. Et nombre d'entre elles possèdent même des vertus qu'Hildegarde ignorait !

À l'époque d'Hildegarde, les soins étaient essentiellement prodigués dans les monastères. Ces lieux de prière et de méditation étaient aussi conçus pour recevoir les malades et cultiver les « simples », les plantes médicinales. Ainsi, chaque couvent, chaque monastère possédait un jardin divisé en quartiers délimités par des barrières d'osier. Ces séparations permettaient une identification parfaite et immédiate des plantes (pas de confusion possible par les novices), une multiplication naturelle sans croisements (les graines tombaient à même le sol, au bon endroit) et un entretien plus facile. Faisons donc un petit tour dans le jardin d'Hildegarde de Bingen.

AIL *Alium sativum*

Tout le monde connaît les bulbes blancs qui se séparent en gousses. Au bout d'une longue tige, des fleurs se rassemblent en boule blanche. Depuis plusieurs dizaines d'années, l'ail a fait l'objet de nombreuses études scientifiques qui ont mis en évidence ses principales vertus. Il stimule le cœur, facilite la circulation, lutte contre l'hypertension (et entre, à ce titre, dans la formule de nombreux médicaments), chasse et prévient les infections respiratoires, purifie l'intestin… Bref, c'est réellement une panacée (il a même des vertus anticancérigènes avérées) et il devrait avoir bonne place dans tous nos repas, pour le plus grand bien de notre santé. Seuls défauts à lui reprocher : il est mal toléré par les estomacs délicats et, bien sûr, il donne une haleine forte ! Mais il suffit de croquer quelques grains de café, d'anis ou de cumin pour faire disparaître cette odeur désagréable. Hildegarde conseille de le manger cru plutôt que cuit.

<u>L'AVIS D'HILDEGARDE</u>
« *L'ail a une chaleur positive. Il pousse grâce à la force de la rosée, dès l'engourdissement de la nuit, jusqu'au matin.* »

ANGÉLIQUE *Angelica archangelica*

Belle et grande, elle épanouit, de juin à août, ses ombelles blanches à deux mètres de haut. Peu exigeante, elle apprécie plutôt une bonne exposition, une terre fraîche, équilibrée… et la compagnie des orties qui stimulent sa production d'huile essentielle. L'angélique possède de réelles propriétés antibactériennes, apéritives, stomachiques, anticonvulsives, sédatives, diurétiques, immunologiques et vaso-dilatatrices… Elle aurait aussi une activité sur certaines tumeurs. Toutes ces propriétés sont scientifiquement reconnues et l'on a même isolé l'une de ses molécules, l'archangélicine. Voici, par ordre alphabétique, les troubles qu'elle soulage : anémie, asthme, baisse de libido féminine, digestion difficile (acidité gastrique, ballonnements, aérophagie, vomissements…), fatigue sexuelle masculine, hépatisme, insomnies dues à une trop grande nervosité, migraines (d'origine nerveuse ou digestive), palpitations, problèmes ORL (rhumes, bronchites…), règles douloureuses ou insuffisantes.

En externe, les compresses et massages avec une décoction permettent de lutter contre les douleurs musculaires ou articulaires et notamment les rhumatismes. On utilise aussi la décoction (avec de l'ortie) en rinçage après un shampooing pour fortifier les cheveux et activer leur repousse. Mais respectez les doses car l'angélique est très puissante : son suc est si irritant pour la peau que les mendiants de la Cour des Miracles s'en frottaient les membres pour provoquer de pitoyables ulcères (comme avec la clématite) ! Aujourd'hui, il existe d'innombrables préparations pharmaceutiques, liqueurs et baumes à base d'angélique.

ARNICA *Arnica montana*

Petite fleur orange des montagnes, l'arnica est une sorte de souci sauvage. Il mesure de 20 à 60 cm. Sa tige est duveteuse. Ses feuilles sont soit en rosette évasée autour de la base, soit petites et lancéolées, collées à la tige. La racine est un long rhizome brun. L'odeur de l'arnica est aromatique et sa saveur est amère. Attention, l'arnica en interne est très toxique. Les principes actifs de l'arnica (huile essentielle, résine, tanin, acide malique, lactones sesquiterpéniques, flavonoïdes…) ont une action qui peut être foudroyante sur le système nerveux ou cardiaque. Ne vous aventurez donc pas à prendre de l'arnica en interne, même à faible dose. En externe, les cataplasmes de feuilles, de pétales ou de rhizome sont très efficaces contre les chocs, les entorses, les douleurs musculaires, les problèmes circulatoires et même les blessures refermées. En effet, la plante possède des propriétés cicatrisantes, astringentes, anti-inflammatoires remarquables. Mais là aussi, prudence, la puissance des principes actifs peut déclencher des allergies. Il est plus pratique d'utiliser des crèmes ou onguents tout prêts à base d'arnica que l'on trouve en pharmacie.

Arnica montana est l'une des grandes réussites de l'homéopathie. Chacun sait, et cela est constaté par de nombreux médecins, que lorsque l'on donne Arnica montana 5 CH à un enfant qui a fait une chute, le bleu, l'œil au beurre noir ou la bosse ne sortent pas.

L'AVIS D'HILDEGARDE
« L'arnica est forte et contient une chaleur vénéneuse. »

AUBÉPINE *Cratægus oxyacantha*

L'aubépine est un arbuste épineux qui peut atteindre dix mètres de haut et vivre plus de 500 ans ! Ses petites fleurs blanches sont composées de 5 pétales et de nombreuses étamines. Ses feuilles sont composées de 3 à 7 lobes très profonds. Il n'y a aucune difficulté à reconnaître les buissons d'aubépine qui fleurissent dans la campagne aux alentours d'avril. Cette plante doit ses principales propriétés à des substances qui détendent et dilatent les artères coronariennes, et qui agissent comme antioxydant : elles font baisser le risque de dégénérescence des vaisseaux sanguins. L'aubépine améliore la contraction du muscle cardiaque, possède des effets antiarythmiques, hypotenseurs, et c'est un léger sédatif. On l'indique donc le plus souvent en cas de palpitations, d'hypertension, de nervosité et de troubles du sommeil. Le docteur Leclerc, célèbre phytothérapeute, la conseillait également contre les bouffées de chaleur et l'irritabilité dues à la ménopause. Bien entendu, il n'est pas question de soigner, chez soi, avec quelques tisanes, un grave problème cardiaque ou circulatoire… Mieux vaut en laisser le soin aux médecins qui jugeront ou non de l'opportunité de prescrire ou non un médicament à base d'aubépine. En revanche, on peut très bien employer les vertus de cette plante pour lutter contre l'appréhension, la nervosité, les difficultés d'endormissement, l'hypertension, les manifestations de l'angoisse et surtout les palpitations pour lesquelles elle est d'une très grande efficacité.

Pour les infusions, mettre 20 g de pétales secs pour 1/2 litre d'eau : boire 2 à 3 tasses par jour, surtout avant le coucher.

On trouve aussi du vin d'aubépine, et des gélules.

BARDANE *Arctium lappa*

Grande comme un homme, la bardane balance sa silhouette pyramidale au bord des chemins ou des talus, sur les remblais, dans les décombres, partout où le sol est lourd, caillouteux, mal drainé et riche en azote. Ses grandes feuilles, duvetées en dessous, s'espacent et rapetissent en montant, comme pour laisser plus de lumière aux fleurs, boules hérissées de petits piquants, qui s'ouvrent sur de beaux pétales violets. Les enfants connaissent bien la bardane, car c'est un projectile qui s'accroche aux cheveux et aux vêtements. La bardane contient principalement une huile essentielle, des tanins, des vitamines du groupe B et des minéraux : calcium, fer, potassium, sodium, magnésium, phosphore. Mais surtout, elle est riche en inuline fortement antibiotique. L'association de ces différentes substances en fait une plante, certes dépurative et antimicrobienne, mais aussi tonifiante, régulatrice du foie et du système sanguin. Des chercheurs américains ont démontré récemment que la bardane était hypoglycémiante et qu'elle était capable d'éliminer les métaux lourds dans le sang. D'autres travaux soulignent ses propriétés aphrodisiaques, hormonostimulantes et régénérantes des tissus.

MODE D'EMPLOI

Contrairement à la plupart des plantes, la racine de bardane ne peut être utilisée que fraîche, car elle perd ses propriétés à la dessiccation. Toutefois les racines, enveloppées dans un linge propre et conservées à la cave ou dans le bas du réfrigérateur, sont utilisables pendant plusieurs jours, le temps suffisant pour une bonne cure dépurative.

Usage interne :
- décoction : faire bouillir 40 g de racines dans un litre d'eau durant 10 minutes. Boire 2 à 3 tasses par jour.
- en légumes : comme des salsifis.

Usage externe :
- décoction : la lotion obtenue est appliquée sur le visage ou les cheveux, ou bien utilisée en gargarismes.
- cataplasme : les feuilles fraîches écrasées au rouleau à pâtisserie sont appliquées, pendant 10 à 20 minutes, directement sur la poitrine contre les infections pulmonaires, ou bien sur le visage ou toute autre partie de la peau pour lutter contre les problèmes cutanés.
- macération : dans une bouteille d'huile d'olive, introduire des feuilles ou des copeaux de racine fraîche. Laisser plusieurs jours au soleil. Masser les jambes en cas d'ulcères variqueux ; convient pour tous les autres problèmes de peau.

On peut utiliser la bardane pour les abcès dentaires (en gargarisme), les diabètes, les eczémas et autres dermatoses, les peaux acnéiques et les dartres, les rhumatismes et autres problèmes articulaires ou hépatiques. Certaines personnes l'utilisent aussi en lotion quotidienne pour faire repousser les cheveux. Et il semblerait que, sans pour autant s'attendre à des miracles, la chute s'arrête, le cheveu reprend du poil de la bête et, sur certaines têtes, il réapparaîtrait. Ce n'est pas totalement surprenant puisque la bardane, tonifiante et antiseptique, est aussi riche en hormones de croissance. Mais il faut de la patience : l'application doit être quotidienne, si possible matin et soir, et il ne faut pas s'attendre à un résultat avant trois mois !

> #### UN PEU DE MAGIE
>
> Les médecins grecs la surnommaient « philanthropos », l'amie du genre humain. Les acteurs romains plaçaient des feuilles de bardane sous leurs masques, pour limiter les effets irritants du cuir sur une peau en sueur. Son surnom d'herbe à poux, ou d'herbe aux teigneux, vient de son utilisation contre les maladies parasitaires de la peau. Sainte Hildegarde et la plupart des médecins du Moyen Âge conseillaient la bardane pour éliminer les calculs rénaux et les problèmes respiratoires. Sa réputation de panacée devint complète quand Henri III fut guéri de la syphilis grâce à de la racine de bardane. Mais la plante n'est pas célèbre qu'en Europe. En Chine, les médecins la prescrivent pour les maladies de concentration (« yang ») : sang chargé, diabète, hypertension… La bardane a joué un rôle essentiel dans les recettes de sorcières (et de grenouilles de bénitiers) : ainsi en Bretagne, quelques gouttes de suc de racine, versées dans l'eau bénite à l'entrée de l'église, vous assuraient d'une protection renforcée !

BASILIC BLANC *Ocimum basilicum*

De la famille des labiées, le basilic est bien connu des cuisinières. C'est l'ingrédient de base du pistou provençal et des fameuses sauces pour les pâtes italiennes ! Les fleurs, au sommet d'une tige de 40 cm, se groupent en un épi blanc. Les feuilles, d'un beau vert clair, brillant, une fois émincées, donnent un arôme incomparable aux sauces, salades, et crudités qu'elles aseptisent. Plante magique par excellence, le basilic est associé au culte des énergies génératrices dans la religion hindoue. Traditionnellement, en

Grèce et en Italie, le basilic possède un symbolisme à la fois funéraire et érotique. Quand les amoureux se querellaient, leur entourage leur faisait avaler de grandes salades de basilic ! Dans les traditions magiques encore utilisées aujourd'hui, le basilic entre dans la plupart des philtres d'amour. Les sorcières recommandent aux femmes amoureuses de se frotter le bas ventre avec des fleurs de basilic.

Pour votre consommation culinaire ou phytothérapique (et amoureuse !), préférez-le frais, car la plante sèche perd la plupart de ses propriétés. Tous vos plats, grâce au basilic, deviendront plus digestes. Le basilic est un tonique nerveux, un antispasmodique, un stomachique, un antiseptique intestinal, un sédatif, un pectoral... Il est conseillé dans les cas de nervosisme (surmenage intellectuel, angoisses, migraines, insomnies...), de coqueluche, de rhume, de nausées et de vomissements. Il est réputé comme aphrodisiaque léger. Le basilic favorise la lactation chez les femmes qui allaitent leurs bébés. On l'utilise aussi en infusion, en friction et sous forme d'huile essentielle.

BOURRACHE *Borago officinalis*

Sur les bords des chemins, dans les décombres, fleurissent des petites fleurs bleues aux cinq pétales en étoile, souvent cachées par de grosses feuilles poilues de couleur vert sombre. La bourrache peut atteindre 0,50 m. Sur une grosse tige, tout aussi poilue que les feuilles, partent des rameaux. Toute la plante se courbe sous le poids des boutons que l'on devine violets sous leur manteau vert et les petites fleurs bleues, plutôt que de se diriger vers le ciel, semblent regarder leurs pieds. La bourrache est adoucissante, dépurative, diurétique et laxative. La meilleure manière de la consommer reste la salade ou la soupe : on y ajoute le jus de ses feuilles. Mais attention de bien filtrer car les poils sont irritants. Le jus de bourrache en externe, associé à celui du pissenlit, est un excellent « lait » tonifiant et démaquillant qui a la propriété d'éclaircir le teint de la peau.

Buis *Buxus sempervirens*

Les branches de ce buisson aux feuilles persistantes sont brandies le jour des « Rameaux ». Cette plante fait partie de la symbolique religieuse chrétienne. Le buis est considéré comme protecteur. On en trouve principalement sur les bords de la Méditerranée, mais il s'est aussi habitué aux terres arides de l'Europe occidentale. Le buis fleurit en mars-avril. Ses fleurs sont jaunes. Les feuilles du buis ont longtemps fait partie de la pharmacopée de base des phytothérapeutes. Hildegarde en a fait la promotion, en le conseillant pour nombre de maux : variole, dartres, problèmes hépatiques ou digestifs. Le buis a bien d'autres qualités : fortement purgatif et fébrifuge, antirhumatismal et sudorifique, il a failli remplacer la quinine au XIXe siècle. Mais le buis est fortement toxique, à cause d'un alcaloïde, la buxine, qui agit sur le système nerveux. Il faut donc se garder de l'utiliser en interne.

Camomille (Grande Camomille)
Chrysanthemum parthenium
ou Tanacetum parthenium

C'est une sorte de marguerite à pétales blancs, entourant un cœur jaune. La grande camomille (ou tanaisie ou partenelle) est différente de la camomille allemande (ou matricaire ou *Matricaria recucita*) et de la petite camomille (ou romaine ou *Anthemis nobilis*). Toutes les trois, de la famille des astéracées, sont des herbacées vivaces qui deviennent ligneuses en vieillissant. La première est la plus efficace contre les migraines. La camomille romaine et la camomille allemande sont souvent préférées, car leur odeur et leur goût sont plus agréables. C'est aux feuilles qu'on distingue le *Tanacetum parthenium* : de grandes feuilles plates largement lobées. La grande camomille est stimulante, tonique, digestive, antispasmodique, fébrifuge, antiseptique, vermifuge et insecticide. À ce propos, pour éliminer pucerons et autres parasites de votre jardin, vous pouvez pulvériser des décoctions concentrées de camomille : ça marche à tous les coups. Ce produit, totalement naturel, ne nuit ni aux plantations ni à votre santé. Les tisanes de grande camomille sont utilisées pour les troubles digestifs, les coliques nerveuses, les flatulences, l'aérophagie, les règles douloureuses, les rhumatismes et, bien sûr, les migraines. Hildegarde atteste ces indications. Si vous mâchez chaque matin des feuilles et si vous vous massez les tempes avec des boutons floraux (ou de l'huile essentielle de camomille), vous échapperez à vos incurables céphalées et névralgies. Vous pouvez aussi utiliser l'huile essentielle avec précaution. La camomille a la réputation d'être également protectrice et purificatrice. C'est pourquoi, dans de nombreuses régions, elle est semée autour des maisons.

L'AVIS D'HILDEGARDE

« La camomille est chaude. Son suc agréable est un onguent doux pour les intestins. »

CANNELLE *Cynnamomum*

La cannelle est un arbuste dont on extrait la seconde écorce pour en produire l'épice ou des préparations médicinales. Son usage remonte aux Anciens Grecs. La cannelle est même citée dans la Bible, ce qui, aux yeux d'Hildegarde, n'était pas une mince référence. Très riche en huile essentielle, en tanin et en coumarines, la cannelle est un puissant antiseptique, antispasmodique. Elle a un effet fébrifuge et hypotenseur. Elle est utilisée pour soulager les problèmes digestifs, éliminer la fatigue, favoriser l'arrivée des règles, lutter contre le rhume et la grippe.

L'AVIS D'HILDEGARDE

« La cannelle est très chaude et possède des propriétés puissantes. Si on a la tête lourde et pesante, si l'on éprouve des difficultés à inspirer ou expirer, on réduit de la cannelle en poudre que l'on mélange dans de la mie de pain ou bien on met de la poudre de cannelle dans la main pour la lécher : cela dissout les humeurs mauvaises qui bloquent la tête. »

CERFEUIL

Il en existe plusieurs variétés. Cultivé (*Anthriscus cerefollium*), il se reconnaît à l'odeur très caractéristique de ses feuilles froissées ; le cerfeuil musqué (*Myrrhis odorata*) pousse surtout en moyenne montagne, de préférence en terrain calcaire : il est très semblable à la ciguë mais son odeur fortement anisée est agréable ; le cerfeuil sauvage (*Anthriscus silvestris*), très commun, est âcre et amer : par précaution il ne faut pas le cueillir car il est lui aussi toxique et ressemble fort à la ciguë.

L'AVIS D'HILDEGARDE

« Le cerfeuil soigne les ulcères. Pilez du cerfeuil. Versez le suc obtenu dans du vin. Donnez ce mélange à celui qui aura des blessures ouvertes des viscères jusqu'à ce qu'il guérisse. »

CONSOUDE *Symphytum officinale*

Elle pousse dans les zones humides (marécages, fossés). Le long de sa tige triangulaire, épaisse, poilue, s'opposent, deux à deux, des feuilles vert sombre, molles, poilues. Les fleurs sont des clochettes violet terne. On ne peut pas dire que la consoude soit particulièrement élégante. Elle n'a pas de parfum. Ce n'est donc pas le genre de fleurs des champs que l'on cueille pour en faire un bouquet. L'arrivée des prothèses, des plâtrages et des pansements tout faits sonna le glas de la grande consoude. Pourtant, pendant plus de 4 000 ans, elle a rendu des services aux humains… surtout sur les champs de bataille. Car la consoude, qui doit son nom à ses propriétés, consolide les fractures et ressoude les plaies béantes. Le rhizome de la plante contient une substance cicatrisante, l'allantoïne (utilisée dans nombreuses crèmes dermatologiques), ainsi qu'un mucilage visqueux qui calme les brûlures et accélère la cicatrisation. La consoude se prend en interne (décoctions) mais peut déclencher de graves désordres intestinaux. Il faut donc la consommer avec prudence et respecter les doses. En externe, on l'utilise sous forme de cataplasmes de racine fraîche ou bien en imbibant des compresses de décoctions concentrées.

<u>L'AVIS D'HILDEGARDE</u>
« Si l'on a un membre cassé ou blessé ou couvert d'ulcères, manger de la consoude. Mais la consoude prise sans raison renvoie la pourriture à l'intérieur : c'est comme si on jette des pierres dans un grand fossé pour empêcher l'eau de s'en aller : et alors la vase s'installe au fond. »

FENOUIL *Foeniculum vulgare*

Cette fleur aromatique peut atteindre deux mètres de haut. On la reconnaît facilement à ses feuilles divisées en fils. Son arôme est plus agréable que celui de l'aneth. Les fleurs sont de grandes ombelles. La racine, fortement diurétique, est conseillée pour les rhumatismes et les infections urinaires. Les semences, galactogènes et apéritives, ont aussi une action régulatrice du cycle féminin. Hildegarde conseille aussi les semences pour supprimer la mauvaise haleine ou améliorer la vue.

<u>L'AVIS D'HILDEGARDE</u>
« Le fenouil contient une chaleur douce et sa nature n'est ni sèche ni froide. De quelque façon qu'on le mange, il rend le cœur joyeux ; il procure une bonne sueur et assure une bonne digestion. »

Gentiane

La grande gentiane (*Gentiana lutea*) se plaît dans les prairies de moyenne et haute montagne. En été, période de floraison, pas de problème, vous ne risquez pas de confondre la grande gentiane avec l'ellébore blanc, très toxique, qui pousse à proximité et dont les feuilles sont alternées. Car si la gentiane donne de belles fleurs jaunes, l'ellébore est blanc comme son nom l'indique. Jusqu'à présent, les scientifiques s'étaient intéressés aux principes amers qui sont toniques et digestifs ainsi qu'à l'oxytyramine fortement vasoconstrictrice au point d'être surnommée « l'adrénaline végétale ». Mais dernièrement, les chercheurs ont découvert que les xanthones (contenus aussi bien dans le millepertuis que dans la gentiane) possèderaient des propriétés antidépressives. La belle gentiane se trouve désormais dotée d'une qualité supplémentaire et non des moindres. On la conseille donc pour tous les états anxieux, l'humeur dépressive, les crises de cafard, le manque de confiance en soi, les problèmes de sommeil aussi bien que pour la fatigue générale, l'insuffisance hépatique, les problèmes digestifs ou intestinaux. Le docteur Valnet la prescrivait aussi pour lutter contre la goutte et les rhumatismes.

La gentiane étant une plante protégée, il ne faut pas la cueillir dans la nature. Les apéritifs ou digestifs contenant de la gentiane sont à déconseiller car ils contiennent de l'alcool (qui a un effet négatif sur l'humeur) et peu de xanthones malgré leur couleur. Vous achèterez des racines (sèches ou fraîches) de plantes cultivées. En décoction : 30 g de racine dans un litre d'eau. Amener à ébullition. Laisser macérer 12 heures. Une tasse avant les repas avec du miel pour adoucir l'amertume. Attention, n'exagérez pas les doses, sous peine de migraines et même de vomissements !

L'AVIS D'HILDEGARDE

« *La gentiane est assez chaude. Si on souffre du cœur comme s'il avait peine à se soutenir, réduire de la gentiane en poudre et la mélanger à une boisson. Le cœur reprend des forces.* »

GÉRANIUM ROBERT *Géranium Robertianum*

Cette modeste plante des prés et des jardins était la plante fétiche d'Hildegarde. Appelée « bec de grue » à cause de la forme de son fruit ou « herbe rouge » à cause de la couleur rouge de sa tige, elle était plus connue sous le nom d'herbe à Robert qui vient en réalité de *Ruppertianum* ou herbe de saint Ruppert. Il faut dire que saint Ruppert, évêque de Salzbourg au VIIe siècle, était le saint patron du couvent d'Hildegarde ! Et Hildegarde ne faisait rien sans évoquer saint Ruppert. Ce géranium aux feuilles découpées est une annuelle d'environ 40 cm à la tige rougeâtre et velue. Les petites fleurs à 5 pétales se referment rapidement pour donner forme à un fruit allongé, très caractéristique. L'odeur est moins agréable que celle du géranium de nos jardins, moins parfumée, plus âcre. La saveur est amère. Mais c'était une plante médicinale de tout premier ordre qui, aujourd'hui, est passée au second plan. Sans doute parce que le géranium africain, celui que nous connaissons maintenant, possède des propriétés encore plus concentrées. Selon le principe de la médecine des signatures — en usage au Moyen Âge —, une plante qui possède des pigments rouges soigne les maux liés à la circulation sanguine. Le géranium Robert était donc connu pour ses principes hémostatiques mais aussi comme astringent et diurétique. Hildegarde le conseillait pour les problèmes cardiaques, les troubles respiratoires, les angoisses et les infections urinaires. Aujourd'hui, l'huile essentielle de géranium — en externe ou en interne (pas plus de 4 gouttes dans une cuillerée à café de miel) — est tirée le plus souvent du géranium rosat, variété tropicale de pélargonium cultivée surtout à Madagascar. L'huile essentielle de géranium combat la fatigue, calme les estomacs et les intestins irrités, fait disparaître bleus et ecchymoses, soulage les seins douloureux, active la cicatrisation des petites blessures ou écorchures, soulage le mal de gorge, fait fuir les moustiques. Elle serait aussi efficace pour faire baisser le diabète.

L'AVIS D'HILDEGARDE
« Le bec de grue, très chaud et un peu humide, est puissant par la force de ses pigments. »

GINGEMBRE *(Zinzimber)* et GALANGA *(Alpinia)*

La racine est une épice, et même un légume, très répandus partout dans le monde. C'est aussi l'un des principaux remèdes utilisés dans les pays tropicaux où on le cultive. Au Moyen Âge, les navires vénitiens importaient le gingembre en très grandes quantités : épice réservée aux nantis, c'était aussi l'un des ingrédients majeurs de la pharmacopée. Le gingembre est proche du galanga, autre rhizome tropical de la même famille et aux propriétés thérapeutiques comparables. Hildegarde semble ne pas toujours faire la différence entre les deux racines. Fortement aromatiques et légèrement piquants, ces rhizomes contiennent des huiles essentielles puissantes ainsi que des flavonoïdes. Antiseptiques et antibactériens, ils sont aussi stimulants, fongicides, fébrifuges et anti-inflammatoires. Ils sont indiqués en cas de troubles digestifs, de coliques, de mal des transports, d'intoxications alimentaires, de circulation capillaire déficiente, de rhumes et de grippe, de fièvre et de maux de tête... Ils seraient même aphrodisiaques. C'est une pharmacie à eux tout seuls ! Évitez d'acheter de la poudre de gingembre ou de galanga, elle peut être falsifiée avec de la farine. Préférez les rhizomes frais que l'on trouve sur le marché. Incorporez 2 à 3 rondelles par personne dans les recettes. Sinon, faites sécher les racines et réduisez-les en poudre. Cette poudre perd progressivement ses propriétés au bout de quelques semaines. Attention, ces rhizomes sont déconseillés aux hypertendus car ils augmentent la pression artérielle.

<u>L'avis d'Hildegarde</u>

• *« Le gingembre est très chaud et se diffuse rapidement. Une personne grasse et en bonne santé n'a pas intérêt à en manger car le gingembre la rendrait stupide, tiède et lascive. En revanche, une personne affaiblie pourra prendre du gingembre réduit en poudre dilué dans une boisson ou incorporé à du pain. »*

• *« Si une personne souffre d'une forte fièvre, réduire du galanga en poudre et le donner à boire dissous dans de l'eau. Et cela éteindra l'ardeur de la fièvre. »*

Hysope *Hyssopus officinalis*

Jolie fleur bleue de la famille des labiées, l'hysope est une plante médicinale majeure. Elle est fréquente au sud de la Loire, dans des terrains calcaires, sur les murs et apprécie l'altitude jusqu'à 1 800 m. Son odeur est forte, très aromatique et sa saveur amère. On utilise les fleurs et les feuilles en infusion pour soigner l'asthme, les bronchites et autres problèmes respiratoires, les troubles de la digestion. En externe, les pétales s'appliquent en cataplasmes ou bien en compresses d'infusion sur les ecchymoses et les paupières. Les fleurs peuvent se manger soit fraîches en accompagnement de salade, soit cuites avec d'autres légumes. Cette plante est déconseillée aux personnes nerveuses.

<u>L'avis d'Hildegarde</u>

« L'hysope purifie le foie et purge un peu les poumons. Celui qui tousse et souffre du foie ou des poumons doit manger de l'hysope avec la viande sous la graisse, et il se sentira mieux. »

IRIS *Iris germanica – Iris versicolor*

Présente sur tous les continents, haute de près d'un mètre, serrée entre ses longues feuilles, comme par une jupe plissée, la plante affectionne les zones humides. Cette jolie fleur bleue des jardins, au port très féminin, faisait partie, dans l'Antiquité, du rite funéraire. Les défuntes grecques étaient guidées par la déesse Iris, en hommage de laquelle on plantait… des iris. On utilise la racine dont les principes actifs sont l'iridine, un triterpène, des tanins, une huile essentielle et de l'acide salicylique. Hildegarde conseille l'iris pour les problèmes cutanés (même la lèpre !), les troubles nerveux graves et les infections urinaires. Les Indiens d'Amérique du Nord l'utilisaient comme plante médicinale pour ses propriétés antalgiques, purgatives, diurétiques. Les Blancs lui découvrirent une action sur le foie et la bile. Elle a une efficacité certaine sur les affections cutanées (eczéma, acné), les maux de tête, le syndrome prémenstruel, et les problèmes digestifs. À doses trop concentrées, l'iris peut provoquer des vomissements. La contre-indication majeure concerne les femmes enceintes. On l'utilise sous forme de teinture mère (10 gouttes dans un verre d'eau, 3 fois par jour) ou bien en infusion de racine séchée et râpée (100 g par litre d'eau).

<u>L'AVIS D'HILDEGARDE</u>
« L'iris est sec et chaud. Sa verdeur réside dans sa racine et remonte dans les feuilles. »

LAURIER *Laurus nobilis*

C'est un arbuste buissonnant qui peut atteindre huit mètres de haut. Ses feuilles, vert sombre, en forme de lances, sont persistantes. À l'état sauvage dans le Bassin méditerranéen, il se blottit dans les ravins. Mais attention à ne pas le confondre avec le laurier-fleur ou laurier-rose, poison mor-

LE PAIN D'ALEP

Les premiers croisés ont découvert la douceur et l'efficacité des bains orientaux, dont l'origine remonte aux thermes romains. Ces durs chevaliers, bardés de ferraille, ont ramené en Europe les raffinements de cette tradition : huiles essentielles, fumigation… et savon. La spécialité la plus connue d'Alep, antique ville de Syrie, c'est le « pain » au laurier, un savon aux huiles d'olive et de laurier qui se présente sous la forme d'un cube irrégulier de couleur brune et d'aspect rugueux. À l'intérieur, le savon encore frais est vert. Le savon d'Alep a connu une grande mode au début du siècle : les médecins conseillaient aux riches bourgeoises le pain d'Alep pour la toilette et le soin des cheveux. Ce savon, on ne peut plus naturel, est fabriqué artisanalement, à partir des drupes ou baies charnues du laurier d'où l'on extrait l'huile ou bien du beurre de laurier. Cette substance qui entre dans la composition de plusieurs recettes traditionnelles de baumes est excellente sur les articulations douloureuses, les « tours de reins » et les dorsalgies. Dans les campagnes, les paysans en appliquaient sur le pelage des ânes, des chevaux ou des bœufs pour éloigner mouches et taons. C'est un excellent agent lavant (à utiliser aussi pour les textiles fragiles) qui possède également de nombreuses propriétés : peu agressif, onctueux, il est antitranspirant et très efficace contre les douleurs musculaires ou rhumatismales. On en trouve dans les salons de produits naturels, les boutiques bio ou diététiques, les parapharmacies, certaines pharmacies. Pour ne pas vous tromper, vérifiez la composition sur l'étiquette (au moins 10 % d'huile de laurier).

tel. Chaque année, des enfants qui mettent baies, feuilles ou fleurs à la bouche, en meurent. On cueille les feuilles de laurier (appelé aussi laurier-sauce) en plein été et les fruits à l'automne. On les laisse sécher à l'ombre chaude (grenier par exemple) et aérée. On le consomme soit sous forme d'infusion (3 à 4 feuilles par tasse ou 6 g de baies par litre d'eau) soit comme condiment au même titre que le thym, le persil ou l'ail. Quelques feuilles dans et sur un rôti, un poisson ou un poulet parfument agréablement les plats et les rendent plus digestes. Riche en tanins et en lipides, le laurier est antiseptique, diurétique, stomachique et expectorant. On l'utilise donc pour tous les troubles digestifs ou intestinaux mais aussi pour les infections urinaires et les problèmes O.R.L. (bronchites, sinusites, angines…). En externe, c'est l'huile ou une purée obtenue à partir des baies qui permet d'éliminer, grâce à des massages, les douleurs dues aux règles, aux rhumatismes, aux crampes…

LAVANDE *Lavendula officinalis*

La lavande répand dans l'atmosphère provençale un doux parfum d'été. Cette plante adore le soleil et la sécheresse. Il suffit de couper les fleurs bleues, de les faire sécher à l'ombre puis, quelques jours plus tard, de les battre pour en faire tomber les fleurs. Très riches en huile essentielle, les fleurs de lavande calment la nervosité et soulagent les maux de tête. Les tisanes sont apaisantes et digestives. On fait infuser une cuillerée à café de fleurs sèches dans une tasse d'eau chaude pendant 10 minutes. On dit aussi qu'un sachet de fleurs de lavande placé dans l'oreiller calme les migraines et facilite le sommeil. Vous pouvez également utiliser les fleurs pour préparer une huile réputée pour soulager les douleurs rhumatismales : mettez 50 g de fleurs sèches dans un flacon, ajoutez un demi-litre d'huile d'olive et laissez macérer au soleil pendant une semaine en secouant chaque jour. Filtrez et conservez cette huile dans un flacon bouché à l'abri de la lumière. Utilisez-la en massages sur les zones douloureuses.

L'AVIS D'HILDEGARDE

« La lavande est chaude et sèche et sa chaleur est saine. Si on fait cuire de la lavande avec du vin — ou si l'on n'a pas de vin, avec de l'eau et du miel — et qu'on en boit souvent, tiède, on apaise les douleurs du foie et du poumon, ainsi que

les vapeurs de la poitrine ; on obtient aussi une connaissance pure et un esprit pur. »

MAUVE *Malva sylvestris*

Cinq pétales, écartés comme des doigts, une jolie couleur mauve, des feuilles qui ressemblent un peu à celles de la vigne, une tige poilue qui s'efforce de ne pas ramper, tendant mollement ses fleurs vers le ciel... vous n'aurez aucun mal à reconnaître la mauve dans les décombres, au bord des chemins, en lisière de forêt. La mauve a toujours été l'objet de rituels magiques. Les Grecs pensaient qu'elle permettait à l'âme de s'élever, de s'affranchir des pesanteurs terrestres. Aujourd'hui, elle fait toujours partie des plantes utilisées dans les cérémonies d'exorcisme et pour la confection des onguents d'amour. La mauve était un légume apprécié par les Romains. En salade, elle leur permettait de digérer leurs orgies ! Très rapidement, elle s'est imposée comme une plante médicinale de première importance, toujours en bonne place dans le jardin des monastères. Adoucissante, laxative, pectorale, diurétique, elle est utilisée en interne pour soigner la constipation chronique, les problèmes ORL, dont l'asthme et la grippe. En usage externe, elle fait parfois des miracles sur les dermatoses et les vaginites. On en boit des infusions (une poignée de fleurs sèches par litre d'eau) à volonté dans la journée. En externe, ce sont les feuilles qui sont utilisées en cataplasme. Un petit truc contre les piqûres de guêpe : appliquez immédiatement du suc de mauve.

L'AVIS D'HILDEGARDE

« En cas de fièvre, quelle que soit sa nature, piler de la mauve dans du vinaigre. En boire le matin à jeun et le soir au coucher : la fièvre disparaîtra. »

MÉLILOT *Melilotus officinalis*

Appelé aussi trèfle jaune, trèfle de cheval, trèfle des mouches, pratelle, meigle, fausse luzerne, couronne royale ou bien encore casse-lunettes, c'est une légumineuse commune qui se plaît sur les sols pauvres. Les grappes florales, disposées au sommet des tiges, sont d'une jolie couleur or : ce sont elles qui sont utilisées en phytothérapie. Sa couleur jaune a pour origine des flavonoïdes, substances qui auraient un effet antidépresseur et immunostimulant. Autre composant majeur, la coumarine est antispasmodique, calmante, désintoxiquante, laxative et anticoagulante. Le mélilot est, de plus, diurétique, anti-inflammatoire et anti-œdémateux. Il est conseillé pour les indications suivantes : angoisses, bouffées de chaleur, circulation sanguine déficiente, infections urinaires, insomnies, hypertension artérielle, jambes lourdes, migraines, nervosité, phlébites (et risques d'embolies), spasmes du tube digestif, troubles de la ménopause (maux de tête, vertiges, bouffées de chaleur, baisse de la libido…), toux spasmodique, varices, vertiges. Vous pouvez en faire des cures sous forme de gélules ou tout simplement d'infusions (une cuillerée à dessert de plante séchée par tasse, 3 fois par jour). Des compresses d'infusion de mélilot sur les yeux calment irritations et gonflements et viennent à bout des blépharites et conjonctivites.

MENTHE

Il existe plusieurs espèces de menthes, les plus connues étant la menthe poivrée et la menthe pouliot. Cette dernière était préférée par Hildegarde qui la conseillait contre la folie, la baisse de la vue et les digestions difficiles. Toutes ont des propriétés comparables, même si elles sont — selon les variétés, le sol et l'ensoleillement —, plus ou moins concentrées en principes actifs. La menthe est connue pour son odeur très agréable. Elle contient une huile essentielle (le menthol) ainsi que des flavonoïdes. Décontractante musculaire, antiseptique, sudorifique, cette plante a une action sur le foie ainsi que sur les systèmes digestif et respiratoire. On l'utilise en externe pour les problèmes cutanés. En interne, elle soigne les migraines, les nausées, les troubles hépatiques et même la goutte et les rhumatismes. Mais attention : la menthe est déconseillée aux femmes enceintes et à celles qui ont des règles trop abondantes.

<u>Un conseil d'Hildegarde</u>
« La personne qui souffre du cerveau jusqu'à en devenir folle fera cuire de la menthe pouillot dans du vin. Elle mettra des feuilles chaudes tout autour de la tête. On couvrira avec un linge. La folie diminuera. »

Millepertuis *Hypericum perforatum*

L'hypericum, herbe de la Saint Jean ou millepertuis, peut atteindre un mètre de haut. Les fleurs ont 5 pétales jaune vif et de grandes étamines. Les feuilles ont la particularité de présenter des petites vésicules rougeâtres transparentes, d'où le mot « millepertuis » qui signifie mille ouvertures. Son odeur, un peu forte, est très particulière. Prolifique, il pousse au soleil et préfère un sol drainé : chemins, jardins, prairies, clairières. Le millepertuis, stimulant, apéritif, astringent, diurétique et fébrifuge, possède un fort pouvoir antiseptique, anti-inflammatoire, antibiotique et antiviral. Les utilisations du millepertuis sont donc très nombreuses : problèmes nerveux, circulatoires, digestifs, cardiaques ou respiratoires, cystites et infections urinaires, constipation et troubles hépatiques, piqûres d'insectes, coups de soleil, cicatrisation des plaies... Mais les principales indications du millepertuis, ce sont les insomnies, les angoisses et la déprime. En Allemagne et dans plusieurs pays anglo-saxons, le millepertuis est devenu un traitement habituel contre les dépressions. En homéopathie, *Hypericum perforatum* est conseillé dans les traumatismes des terminaisons nerveuses, les douleurs qui remontent à partir d'une plaie, les douleurs dentaires, les nausées, les hémorroïdes, les douleurs anales et l'indigestion. Chose étrange, alors que cette fleur était déjà très célèbre en Allemagne et dans toute l'Europe du Nord, Hildegarde considérait qu'elle ne convenait pas à la médecine. Toutefois, elle précisait que cette herbe « *non cultivée et négligée* » était bonne pour les « *animaux en pâture* ».

NOIX DE MUSCADE *Myristica fragans*

La noix de muscade est le fruit du muscadier. La noix est enveloppée d'une gaine en forme d'araignée rouge, le macis ou arille, et le tout est protégé par une sorte de bogue. Elle est fortement active et donc toxique. Deux noix complètes suffisent pour entraîner la mort. On en tire une huile essentielle qu'il ne faut pas utiliser en interne sans avis médical. Le macis est utilisé, tout comme la noix de muscade, pour ses propriétés médicinales : on le trouve pareillement sous forme de poudre ou d'huile essentielle. Attention : il est encore plus concentré en principes actifs… et toxiques ! La noix de muscade est un décontractant musculaire, un stimulant et un aphrodisiaque. On l'utilise pour lutter contre les troubles digestifs, les nausées, les problèmes intestinaux ou gastriques, les ballonnements, les gaz et les rhumatismes. En cataplasme (dans de la pâte à pain, une bouillie d'avoine ou de l'argile), la poudre de noix de muscade soigne l'eczéma et autres problèmes cutanés. Il ne faut pas dépasser la dose d'une pincée par personne et par jour.

L'AVIS D'HILDEGARDE
« *La noix de muscade a une grande chaleur et un heureux équilibre de ses propriétés. Celui qui consomme de la noix de muscade ouvre son cœur, purifie ses sens et en retire des bonnes dispositions.* »

ORTIE *Urtica dioica*

C'est l'une des plantes préférées d'Hildegarde et elle a bien raison ! La grande ortie peut dépasser 1,50 m et possède de longues racines rampantes. On la trouve dans les terrains incultes, les friches ou les ruines. Ses feuilles, opposées par deux, d'un beau vert, sont attachées à une tige de section quadrangulaire. Elles sont ovales, fortement dentelées et munies de poils, les fameux poils qui piquent ! En fait, ces poils sont de minuscules et fragiles ampoules qui renferment des acides, comparables à ceux contenus dans le venin de certains insectes ou serpents, substances particulièrement efficaces pour lutter contre de nombreux maux. Les chimistes ont découvert la plupart des principes actifs : des acides gallique, acétique et formique ; des flavonoïdes, de l'histamine, de la sérotonine, des tanins et des phytostérols ; de l'acétylcholine (vasodilatateur puissant des capillaires) et de la chlorophylle, reconstituant, ainsi qu'un antibactérien dont la constitution chimique est proche de l'hémoglobine du sang. Les orties sont aussi très riches en oligo-éléments et en vitamines. Tonique et astringente, dépurative et anti-infectieuse, diurétique et antirhumatismale, l'ortie prévient la plupart des maux les plus courants et les soulage : goutte, arthrose, anémie, troubles circulatoires et digestifs, transit intestinal irrégulier, infections urinaires, ulcères gastriques… Conseillée pour lutter contre les rhumatismes, la fatigue, la baisse du désir sexuel, les problèmes digestifs et pour lutter contre la déminéralisation et l'ostéoporose — grâce à sa richesse en silice et en calcium —, l'ortie permet aussi de lutter contre les troubles de la ménopause : bouffées de chaleur, maux de tête, baisse de la libido. Les hommes, quant à eux, ne devraient pas non plus hésiter à en faire régulièrement des cures de tisanes ou de salades. Une étude récente a montré que les orties pouvaient réduire jusqu'à 70 % une hypertrophie de la prostate. Hildegarde préconisait l'ortie cuite plutôt que crue ; en réalité cela n'a pas beaucoup d'importance. Elle la conseillait contre les vers intestinaux, les problèmes digestifs, la mémoire défaillante et le rhume.

L'AVIS D'HILDEGARDE
« *L'ortie est une espèce totalement chaude. Elle purge l'estomac et en fait disparaître les humeurs.* »

PERSIL *Petroselinium hortens*

De la famille des ombellifères, le persil est courant dans les jardins. Sa tige est finement striée ; les feuilles, d'un beau vert foncé, sans poils, sont divisées et subdivisées trois fois. Les ombelles à nombreux rayons portent des fleurs vertes. Le persil a perdu son aura de plante médicinale majeure (diurétique, stimulante, digestive, dépurative, fébrifuge…). Ce n'est plus, aujourd'hui, qu'une plante culinaire quelconque. Et c'est tant mieux puisque les cuisiniers — en saupoudrant de vert la viande, les légumes et les entrées — se transforment, sans le savoir, en médecins !

L'AVIS D'HILDEGARDE
« *Le persil est plus utile quand il est cru plutôt que quand il est cuit. Il adoucit les fièvres si elles ne sont pas trop fortes. Si on souffre du cœur ou de la rate, faire cuire du persil dans du vin rouge en ajoutant du miel.* »

PISSENLIT *Taraxacum officinalis*

La « tête de moine » ou « dent-de-lion » est facile à reconnaître avec ses belles fleurs jaunes et ses plumeaux sphériques de graines. Le pissenlit pousse partout et fait la joie des enfants. Jeune, il est délicieux en salade, cuite (la fameuse salade ardennaise) ou crue. Et comme un bonheur ne vient jamais seul, c'est une plante médicinale qui soigne efficacement une panoplie de maladies. Le pissenlit apparaît rarement dans les grimoires magiques. Sans doute paraissait-il trop commun. Les symboles autour du pissenlit correspondent soit au soleil, puisque la fleur est jaune et sphérique, soit au vent et à la dispersion : dispersion des années, des sentiments... À chacun de choisir selon son optimisme ou son pessimisme. Fortement diurétique, le pissenlit nettoie les reins, le système urinaire et le foie. Il lutte efficacement contre les insuffisances hépatiques, l'hypercholestérolémie, les infections urinaires ainsi que contre le surpoids... et même la cellulite ! En effet, il « nettoie » le sang et permet de mieux éliminer la rétention d'eau. La seconde grande indication du pissenlit, ce sont les douleurs rhumatismales. En externe, le pissenlit a des propriétés cicatrisantes et adoucissantes. Il fait disparaître verrues et taches de rousseur. On consomme les feuilles en salade et les racines séchées en tisane (50 g de plante pour 1 litre d'eau).

<ins>L'avis d'Hildegarde</ins>

« Le pissenlit est chaud et sec. Si l'on en mange souvent, comme de tout autre aliment, on purge l'estomac et l'on fait disparaître nombre de troubles de la vue. »

Plantain

Très facile à reconnaître, le plantain se caractérise par une tige portant une fleur verte et sortant d'un bouquet de feuilles épaisses en rosettes. Les trois sortes de plantains (major, lancéolé et minor) ont des propriétés comparables et très intéressantes. Jusqu'au XIXe siècle, cette humble herbe que l'on trouve dans tous les prés, toutes les pelouses, était considérée comme une plante médicinale de tout premier ordre. Et puis le plantain, sans doute trop commun, aux fleurs trop ternes, aux feuilles trop simples, a été oublié. Les constituants (pectine, aucubine, ampigénine, flavonoïdes, tanins, soufre, calcium, etc.) en font une plante aux très nombreuses indications. Adoucissant et astringent, il régularise le transit intestinal. Antiseptique et expectorant, il calme la toux et lutte contre les bronchites. Hémostatique et cicatrisant, il était la panacée des soldats qui l'utilisaient pour stopper les saignements des blessures. Circulatoire, on l'emploie pour les jambes fatiguées. Il est aussi connu pour défatiguer les yeux et les rendre brillants. Bref, d'innombrables qualités. On l'utilise aussi bien en interne qu'en externe : décoction, macération dans du vin ou du miel, infusion pour les collyres, frictions, cataplasmes… et même en salade !

L'AVIS D'HILDEGARDE

« Le plantain, malgré son tempérament froid, garde une nature équilibrée. Si on le fait cuire dans du vin et que l'on boit ce vin chaud, il apaise les fortes fièvres. »

POTENTILLE
Potentilla reptans et Potentilla fragriastrum

Le nom latin, attribué à la plante par le naturaliste suédois Karl von Linné, dérive de *patens,* puissant, allusion à ses propriétés astringentes. Il existe plusieurs potentilles sauvages. La potentille tormentille est la plus connue et doit son nom à sa capacité de provoquer des coliques (tourments !). La quintefeuille *(Potentilla reptans)* ou « patte de pigeon » s'emploie en mélange avec la bistorte pour composer un astringent, ou avec le chardon bénit et des baies de genévrier, comme fortifiant de l'appareil digestif. Les potentilles sauvages peuvent être facilement confondues avec des fraisiers — notamment la quintefeuille — véritables envahisseurs dans les jardins et les vergers, surtout en sol argileux. Plus proche encore est le « faux-fraisier » *(Potentilla fragariastrum),* très commun dans les bois et qui, avant la fructification, ressemble à s'y méprendre (mais en un peu plus petit) au fraisier des bois.

Toutes les potentilles sauvages ont des propriétés médicinales comparables. Ce sont surtout les racines astringentes, riches en tanins, en quinovine et bien d'autres composants, qui ont rendu d'innombrables services contre les dysenteries, les hémorragies, les problèmes pulmonaires (asthme, tuberculose, coqueluche) et tous les troubles digestifs. Hildegarde conseillait la potentille pour les problèmes hépatiques et les fortes fièvres. En usage externe, gargarismes et bains de bouche soulagent les maux de gorge et les gencives douloureuses. Des cataplasmes de racines ou de compresses imbibées de décoction soignent les douleurs rhumatismales et les ecchymoses. Toutefois, les potentilles doivent être utilisées fraîches (c'est sans doute une raison de leur actuelle disgrâce) car les principes actifs disparaissent à la dessiccation et même dans la teinture mère. Attention à ne jamais faire de préparation de potentille dans des ustensiles métalliques (non émaillés).

<u>L'avis d'Hildegarde</u>

« Contre les humeurs superflues et empoisonnées, mélanger de la potentille avec deux fois autant d'euphorbe. Les piler pour en recueillir le suc qui sera mis dans un récipient en terre. Verser dessus un vin blanc. En boire après manger et au coucher durant quinze jours ».

ROMARIN *Rosmarinus officinalis*

Le romarin faisait partie des plantes funéraires dans l'Antiquité. Sans doute à cause de son parfum développé et de son action puissamment bactéricide. Le romarin apparaît dans tous les rituels de guérison, qu'ils soient magiques ou religieux. Ce petit arbrisseau qui pousse à l'état sauvage un peu partout dans le Sud de la France a des tiges arrondies et des feuilles bicolores : vert foncé sur la face supérieure, blanches en dessous. Les fleurs sont bleu pâle, tirant parfois sur le violet ou le blanc. Dans les climats chauds, le romarin fleurit à peu près toute l'année. Dans les lieux plus frais, il s'épanouit en juin et en juillet. Il active la sécrétion de la bile et accélère en même temps son élimination. La bile jouant un rôle capital dans la digestion des graisses, le romarin permet ainsi une accélération de la digestion. Il est donc tout à fait indiqué en cas de somnolence après les repas, ballonnements, flatulences et infections intestinales… car, en plus, il est bactéricide et antiseptique. Il a également démontré son utilité en cas de spasmes, qu'ils soient d'origine digestive ou respiratoire. Le Dr Valnet insiste aussi sur son action tonifiante qui le fait recommander en cas de fatigue, de surmenage physique ou intellectuel. On l'utilise pour toutes ces indications sous forme d'infusion de feuilles ou de fleurs. Il suffit de mettre une cuillerée à dessert de plante dans une tasse d'eau bouillante et de laisser infuser 10 minutes avant de filtrer et de boire. En général, on conseille d'en prendre une tasse après le repas, midi et soir.

Sauge *Salvia officinalis*

En latin, *salvia* signifie « plante qui sauve ». Pour les Grecs et les Romains, la sauge sauvait non seulement le corps des maladies mais aussi l'âme, d'où sa grande importance dans les rites magiques et funéraires. La sauge pousse dans les rocailles et aime les sols secs. Très fréquent autour de la Méditerranée, cet arbrisseau de 30 cm à 60 cm s'acclimate partout, à condition d'avoir un peu de soleil et pas trop d'eau. On reconnaît la sauge à ses feuilles persistantes épaisses, larges et oblongues, de teinte vert blanchâtre, et à ses fleurs bleu-violet. Son odeur est également très caractéristique, comme celle de toutes les plantes aromatiques. Si vous frottez une feuille au creux de votre main, vous sentirez immédiatement l'arôme de la sauge, puissant.

Excellent tonique, la sauge est à la fois digestive, stimulante du foie et de l'estomac, réputée pour calmer les douleurs des rhumatisants, combattre la fatigue nerveuse, l'excès de transpiration, la dépression, les infections respiratoires et les irrégularités menstruelles… Bref, il est peu de domaines sur lesquels elle ne soit pas bénéfique et c'est sans doute pour cela qu'au fil des siècles, elle a toujours conservé la réputation justifiée de « reine des plantes médicinales ». Les seules véritables contre-indications à l'emploi de la sauge sont la grossesse et l'allaitement. Les avis sont également partagés en ce qui concerne les cancers féminins (utérus, sein), car la sauge est très riche en phyto-œstrogènes, ce qui lui confère par ailleurs un grand intérêt en cas de règles douloureuses ou irrégulières, de ménopause, et comme facteur de fertilité féminine.

Pour la tisane, il suffit de faire infuser une cuillerée à café de feuilles sèches dans 20 cl d'eau chaude pendant 10 minutes et de filtrer. Ne mettez jamais la plante en contact avec du fer : utilisez une casserole émaillée. Cette infusion donne également de bons résultats en cas de déprime et de déséquilibre nerveux, chez l'homme et la femme.

L'AVIS D'HILDEGARDE

« La sauge est de nature chaude et sèche. Elle est bonne à manger aussi bien crue que cuite, pour ceux qui souffrent d'humeurs nocives, car elle apaise ces humeurs. »

TILLEUL *Tilia*

Il existe deux sortes de tilleuls aux propriétés thérapeutiques semblables : à grandes ou à petites feuilles. L'arbre, majestueux, atteint 40 mètres, surtout s'il est isolé, planté dans un sol riche et bien drainé. Les feuilles sont en forme de cœur. Les fleurs, crème, attachées entre elles, ne durent qu'une semaine ou deux et répandent, dans l'atmosphère, une douce odeur de miel. Elles possèdent des vertus calmantes et antispasmodiques depuis longtemps démontrées. Sédatives du système nerveux, elles facilitent également la digestion et ont permis à des générations d'insomniaques de s'endormir sans aucune drogue, avec une simple tisane inoffensive et naturelle. Moins connues que l'effet calmant du tilleul, ses vertus anti-grippe sont pourtant incontestables. Il favorise la transpiration, calme les maux de reins, les courbatures et le mal de tête typiques des refroidissements. On conseille alors deux tasses d'infusion par jour.

Autre remède particulièrement efficace, la décoction d'aubier de tilleul, qui est la seconde écorce de l'arbre. Pour éliminer les calculs rénaux les plus résistants et pour prévenir les récidives des coliques néphrétiques, on fait une décoction concentrée d'aubier de tilleul à boire dans la journée et ceci pendant dix jours de suite. Le goût est détestable mais le remède souverain. Le meilleur tilleul pour ce remède est celui du Roussillon, sauvage et cueilli d'une certaine manière à une certaine saison : il vaut mieux acheter la tisane en pharmacie ou en magasin de diététique.

THYM *Thymus vulgaris*

Tout le monde sait reconnaître le thym, arbuste à fleurs roses, dont l'huile essentielle très puissante vient à bout de bien des maux : fatigue, angoisse, hypotension, toux, asthme, digestion lente, infections urinaires, problèmes digestifs ou intestinaux, rhumatismes, chute de cheveux… peu d'affections courantes résistent au thym. Il se prend en infusion, en macération dans du vin ou bien en huile essentielle. Mais attention, l'huile essentielle de thym est très puissante et peut occasionner des brûlures : elle doit toujours être diluée dans de l'huile d'olive ou d'amande douce pour une utilisation en externe, dans du miel pour une utilisation en interne.

L'AVIS D'HILDEGARDE

« Le thym, si on lui ajoute d'autres bonnes herbes et condiments, enlève les putréfactions des maladies, grâce à sa chaleur et sa force. »

VALÉRIANE *Valeriana officinalis*

Son nom vient du latin *valere* qui signifie « bien se porter »... Depuis les temps les plus anciens, Grecs, Arabes et Chinois préparaient la valériane pour soigner la toux, l'asthme, la goutte et la rétention d'eau. Les Indiens du Mexique et de Basse-Californie, quant à eux, la consommaient avant leurs expéditions pour prévenir la fatigue. La valériane peut atteindre un mètre de haut. Ses feuilles sont divisées en de nombreuses folioles pointues et ciselées : ses petites fleurs blanc rosé sont groupées en haut de la tige. Elle aime les sols frais et humides mais ne pousse pas au-dessus de 1 000 mètres. Elle développe de longues racines, précieuses pour leurs vertus traditionnellement reconnues. On cultive de la valériane en plein champ puis, la deuxième année, on arrache les racines que l'on nettoie et que l'on fait sécher. En séchant, elles prennent une odeur très reconnaissable (et peu agréable) que les chats adorent (d'où son surnom d'herbe-aux-chats), et surtout, se chargent des principes actifs qui font leur réputation. C'est en 1592 que Fabio Colonna lui a donné ses lettres de noblesse car la valériane l'avait débarrassé de son épilepsie. À partir de ce jour, la valériane fut couramment prescrite comme antispasmodique. Au début de notre siècle, les médecins la conseillaient pour vaincre les névroses, la tristesse, les maux d'estomac, le hoquet... Et de nos jours, après avoir été étudiée scientifiquement, analysée et testée, la racine de valériane est fréquemment utilisée contre les problèmes de sommeil. Aujourd'hui, on l'utilise surtout en gélules car la tisane est vraiment désagréable au goût.

<u>L'AVIS D'HILDEGARDE</u>

« La valériane est chaude et humide. Pour guérir la goutte et la pleurésie, réduire la valériane en poudre et en faire des pilules avec de l'eau, de la farine et du saindoux. En manger souvent. »

Chapitre 4

Les aliments de santé préférés d'Hildegarde

Pour préparer ses recettes, Hildegarde utilisait, outre les plantes médicinales, de l'huile d'olive, du vin, du vinaigre, du pain, du miel…

Le vin

Le monastère d'Hildegarde était situé au milieu des vignobles, ce qui explique que la plupart des recettes d'Hildegarde sont préparées à base de vin. Le vin possède des qualités thérapeutiques indiscutables. Mais il faut savoir que les procédés de vinification, le degré d'alcool et les modes de conservation du vin n'avaient rien à voir avec les techniques modernes. Le vin, moins alcoolisé, était coupé d'eau. Des épices, des aromates et du miel lui évitaient de tourner trop rapidement. Selon l'historien Philippe Gillet, « ce que nous savons des buveurs du Moyen Âge nous incite à penser qu'ils faisaient leurs délices de vins que nous nommons encore aujourd'hui liquoreux ou muscats ». Le vin n'était donc pas fait que de raisin ! Autre raison pour laquelle Hildegarde préfère le vin à l'eau, c'est que celle-ci était loin d'être toujours buvable : les puits étaient pollués ; on prélevait l'eau des rivières, la même eau qui servait à laver le linge… et évacuer les eaux usées. Philippe Gillet précise que le vin était considéré « comme un aliment équilibrant et bienfaisant ; en cas d'indisposition, on le préfère à l'eau ».

Le paradoxe français

En France, tout le monde sait depuis longtemps que le vin, consommé avec modération, est bon pour la santé. Mais, dans les pays anglo-saxons, il y a encore une dizaine d'années, on considérait que cet amour inconsidéré pour le breuvage de Bacchus était une particularité hexagonale au même titre que le béret, la baguette de pain, le Solex et la 2 CV. Seuls quelques membres francophiles de la jet-set buvaient du vin, peut-être même par snobisme. Et puis, une équipe de chercheurs américains a découvert que les Français étaient moins souvent victimes d'accidents cardio-vasculaires. Les études scientifiques se sont multipliées un peu partout dans le monde, pour arriver à des conclusions identiques ou bien trouver encore d'autres propriétés étonnantes au vin. Ainsi le vin, antioxydant surpuissant, freine le vieillissement des cellules. En quelques années, les exportations de vin français se sont multipliées par dix et les prix des grands bordeaux et bourgogne ont flambé. Les vignes se sont mises à pousser en Californie comme des champignons. Et actuellement, les guides, qui en France font la loi, sont rédigés par des œnologues anglo-saxons comme Parker.

L'huile d'olive

Hildegarde avait bien compris les formidables propriétés de l'huile d'olive. À notre époque, des études cliniques et statistiques sont menées à l'échelle de régions grandes comme la Crète. Les recherches les plus nombreuses sur

> ### LES VERTUS THÉRAPEUTIQUES DU VIN
>
> Le vin est l'alchimie du raisin et du terroir : les composants, au nombre d'environ 250, diffèrent donc si le sol est plus ou moins siliceux, plus ou moins ferreux, plus ou moins acide… Dans le vin il y a de l'eau, de l'alcool, des sucres (glucose et fructose), mais aussi des flavones — colorants jaunes aux vertus calmantes et antidépressives —, des anthocyanes — colorants rouges aux propriétés bactéricides et antiseptiques —, des vitamines, des minéraux et des acides aminés. Le vin possède en outre des substances protectrices, comme les OPC – oligomères procyanidoliques — 20 fois plus puissantes que la vitamine C et 50 fois supérieures à la vitamine E. Ces OPC protègent le collagène et l'élastine (responsable de l'élasticité de l'épiderme) et de l'attaque des radicaux libres. L'équilibre de l'ensemble de ces composants fait que le vin est indiqué pour lutter contre d'innombrables troubles : fatigue, dépression, hypercholestérolémie, problèmes cardio-vasculaires, maladies de la peau (psoriasis, eczéma, sclérodermie…), troubles oculaires (photophobie, larmoiement…), problèmes digestifs, troubles nerveux…

l'huile d'olive concernent les maladies cardio-vasculaires. Le taux de cholestérol baisse et les artères sont mieux protégées. Il est également prouvé qu'elle agit contre l'hypertension, le diabète et qu'elle éloigne l'ostéoporose en améliorant l'absorption de la vitamine D. Une étude a par ailleurs démontré qu'à raison d'une cuillerée à soupe par jour (soit 10 g), l'huile d'olive peut réduire de 45 % le risque de cancer du sein. Non seulement l'huile d'olive protège les artères du vieillissement, mais c'est un excellent atout pour les neurones. Avec elle vous dopez vos facultés intellectuelles et vous éloignez vos trous de mémoire. On sait aussi depuis peu qu'elle protège contre la polyarthrite rhumatoïde. C'est également une alliée de la longévité.

Mais si, elle est digeste !

Si les graisses en général ont la réputation de « rester sur l'estomac », cet a priori est totalement injustifié en ce qui concerne l'huile d'olive. Bien au contraire : elle améliore la digestion en activant la contraction de la vésicule biliaire qui déverse la bile dans les intestins, activant la digestion et stimulant la progression du bol alimentaire. Bref, non seulement elle est digeste mais en plus, elle facilite le transit intestinal.

VOTRE NEZ ET VOTRE PALAIS SONT VOS MEILLEURS GUIDES

Il faut oublier les huiles d'olive des restaurants espagnols pour touristes. L'huile d'olive bas de gamme ne sent pas bon et reste indigeste. Mais elle est de plus en plus rare, du moins en France et dans tous les pays du Nord de l'Europe. Première exigence : ne choisir que de l'huile d'olive extra vierge première pression à froid. C'est la garantie d'une qualité satisfaisante. Ainsi les grandes marques proposent — dans leur « haut de gamme » — des huiles d'olive vierge tout à fait correctes, aussi bonnes pour la cuisine que pour les soins. Ces huiles sont peu acides, pas trop fruitées. Si vous êtes un fin gourmet, peu à peu, vous choisirez votre huile comme votre vin. Vous serez prêt à dépenser jusqu'à 40 € la bouteille ! Alors vous dirigerez votre choix vers des huiles d'appellation : le nom du moulin et celui de la région sont indiqués sur l'étiquette. Ces huiles s'achètent dans les épiceries fines ou directement dans les moulins. La production de chaque cru est trop faible pour être écoulée dans les grandes surfaces. D'ailleurs, souvent, en moins de trois mois les stocks sont épuisés. Il est toujours préférable de goûter avant d'acheter. D'abord, comme pour un parfum, étalez un peu d'huile sur votre poignet et humez. Ensuite, trempez un petit croûton dans l'huile et testez.

Bien sûr, il s'agit d'un aliment médecin, pas d'un aliment miracle. Ce n'est pas une simple cure de trois semaines qui peut réparer d'un seul coup les excès et les mauvaises habitudes alimentaires vieilles de plusieurs années ! En fait, il faut complètement modifier sa façon de voir les choses : la cuisine doit être préparée, en cuisson et en assaisonnement, uniquement à l'huile d'olive. Les graisses animales doivent être limitées au maximum. Le beurre peut être toléré sur les tartines ou les légumes chauds, jamais pour la cuisson !

Des trucs par centaines

Pour passer à travers des problèmes aussi graves que l'excès de cholestérol, les cancers ou les maladies vasculaires, il est conseillé de consommer de l'huile d'olive régulièrement. Mais l'huile d'olive entre aussi dans la composition de quantité de recettes traditionnelles de santé ou de beauté. Vous trouverez nombre de recettes d'Hildegarde au chapitre 8 du présent ouvrage. Dans « Secrets et Vertus de l'huile d'olive », livre de Sophie Lacoste et Simone Chamoux paru chez Marabout, ce sont des centaines de trucs

---

HUILES DE MASSAGES ET MASQUES

- Contre les rhumatismes

Faites macérer au soleil, pendant 3 jours, 40 g de fleurs de lavande sèche dans un litre d'huile d'olive. Filtrez. Frictionnez vos articulations 2 fois par jour.

- Contre le stress

Dans une cuillerée à soupe d'huile d'olive, versez 10 gouttes d'huile essentielle de lavandin et 5 gouttes d'huile essentielle d'ylang-ylang. Massez les tempes et le plexus solaire par petits mouvements circulaires.

- Contre les cheveux gras

Mélangez 4 cuillerées à soupe d'argile en poudre avec 2 cuillerées à soupe d'huile d'olive. Ajoutez 2 gouttes d'huile essentielle de thym. Appliquez raie par raie, uniformément, des racines aux pointes. Laissez agir 20 minutes avant de faire votre shampooing.

qui sont répertoriés. Les mille et une petites misères de la vie quotidienne ne résistent pas quand on associe l'huile d'olive et les plantes : constipation, jambes lourdes, rhumatismes, gingivite…

Le miel

Fabriqué par les abeilles, le miel est un aliment de santé incomparable. Il est aussi la base de nombreux soins externes. Le miel permet de lutter efficacement contre les problèmes de l'âge.

Une formule remarquable

Très riche en oligo-éléments (calcium, phosphore, magnésium, potassium, soufre), en vitamines et en protéines, le miel est défatigant, reminéralisant, stimulant de la mémoire et légèrement laxatif. Le miel s'adresse à tout le monde, car la fatigue intellectuelle ou physique, la constipation et les infections à répétition touchent petits et grands ! À quantité égale, il fait moins grossir que le sucre blanc. Le miel a des qualités tonifiantes, diurétiques et laxatives, utiles en cas de régime alimentaire. Si l'abus de miel (très calorique !) est déconseillé pour votre ligne, une ou deux cuillerées par jour au petit déjeuner n'auront pas vraiment d'incidence.

Le miel peut remplacer systématiquement le sucre. En effet, le sucre est un véritable toxique du sang alors que le miel est assimilé sans problème par l'organisme qui en récupère les nombreux constituants : vitamines, oligo-éléments, etc. On peut même réussir des gâteaux en remplaçant le sucre par le miel. Simplement, comme le miel possède un pouvoir sucrant supérieur au sucre, il faut en mettre moins (100 g de miel au lieu de 150 g de sucre). Le miel, par sa consistance différente, risque d'empêcher votre gâteau de lever et les temps de cuisson peuvent être différents. Votre pâtisserie sera absolument délicieuse mais moins présentable. Il est donc plus prudent de se reporter à un livre de recettes au miel.

Un cosmétique exceptionnel

Le miel est adoucissant, antiseptique et cicatrisant. On peut le mettre sur les petites brûlures ou écorchures. Il intervient dans de nombreux cosmétiques (shampooings, crèmes, etc.) de laboratoires réputés. Vous pouvez vous-même préparer vos produits de beauté « maison » avec du miel. Rincez simplement avec de l'eau citronnée.

AUTANT DE MIELS QUE DE FLEURS

Certains miels sont liquides ou crémeux et même granuleux. Cela dépend parfois du conditionnement (filtration, chauffage) mais surtout d'autres critères (type de fleurs, variations climatiques, etc.). Ainsi, le miel de tilleul ou d'acacia est plutôt liquide alors que le miel de romarin ou de tournesol a une consistance plus épaisse. Le miel de bruyère est sombre, orange foncé avec des nuances de brun ou de rouge. Sa saveur, plutôt forte, un peu amère avec un arrière-goût de caramel, accompagne parfaitement les céréales (pain, corn-flakes…) ou les pommes. Les propriétés des plantes se retrouvent dans les miels unifloraux. Ainsi, pour lutter contre les troubles hépatiques, pensez au romarin. Pour les problèmes urinaires, préférez la bruyère. Pour les insomnies, avant le coucher, buvez une tasse de lait chaud avec une cuillerée de miel d'oranger.

Les miels multifloraux sont issus d'abeilles qui ont butiné plusieurs fleurs. Il s'agit donc de recettes élaborées par les abeilles elles-mêmes ! Pour différencier les miels multifloraux des miels mélangés, les apiculteurs ont l'habitude de préciser la région ou la saison : miel de « montagne », « des forêts », de « Guérande », de « printemps », etc.

Le pain

Hildegarde préconise souvent le pain pour aider à avaler les poudres de plantes. On mélange la poudre à une boulette de mie. Le pain, ou plutôt la farine et la pâte à pain servent aussi de cataplasme. Le pain est surtout l'un des aliments essentiels au Moyen Âge et chacun sait que les céréales, très riches en vitamines, oligo-éléments et acides aminés, sont de véritables aliments de santé.

Mais savez-vous faire votre pain ? Un bon pain, réussi à chaque coup ? C'est pourtant facile ! De la farine, de l'eau, du sel et du levain… et un four, c'est tout ce qu'il vous faut. Mais ces ingrédients doivent être choisis avec soin.

L'eau, la farine et le sel

Au robinet, l'eau est surchargée en calcaire et chlore, quand ce n'est pas en nitrates, atrazines et autres résidus phytosanitaires. Il faut donc prendre une eau de source (en bouteille) ou filtrée (osmose ou bon filtre au robinet). Il faut la chauffer légèrement, de sorte qu'elle soit à 37 °C, la température du corps humain. Une eau froide ralentit l'action de la levure. Une eau chaude la bloque. N'hésitez pas à faire votre pain avec des farines complètes « type 110 » ou bises « type 60 ». Avec un label bio. Quelle que soit votre recette, pour que la pâte lève, il est indispensable d'utiliser de la farine de blé (même pour un pain de seigle), pour au moins un tiers de la quantité totale de farine. Si vous utilisez du gros sel, diluez-le d'abord dans un peu d'eau tiède avant de l'incorporer à la pâte. Petite précaution : ne mettez jamais le sel directement en contact avec la levure, de crainte de rendre cette dernière inopérante.

<ins>L'avis d'Hildegarde</ins>
- « *Le blé est chaud, plein de richesses, si bien qu'il ne manque de rien. Quand on en fait de la franche farine, le pain est bon pour les bien portants comme pour les malades.* »

- « *Le pain de seigle rend plus vigoureux encore les gens en bonne santé. Il diminue la graisse des personnes trop grosses.* »
- « *L'avoine constitue une nourriture généreuse et saine pour les personnes en bonne santé : elle leur donne la bonne humeur, une intelligence nette et claire, et une carnation belle et saine.* »

LEVURE OU LEVAIN ?

La « levure fraîche de boulanger » se conserve au maximum 8 jours au réfrigérateur. Vous pouvez aussi utiliser de la levure lyophilisée : granules ou paillettes. Évitez les levures chimiques en poudre, destinées à la pâtisserie, qui ne conviennent pas aux pâtes levées (comme le pain et la brioche). On compte 15 g de levure sèche ou 7 g de levure fraîche pour 500 g de farine. Le pain est plus goûteux et se conserve mieux quand il est fait au levain.

Il existe plusieurs recettes, voici la plus courante : quand vous avez préparé une première fois de la pâte à pain, avec de la levure, prélevez-en environ 50 g, ce sera votre « levain-mère ». Ajoutez 250 g de farine et 125 ml d'eau. Pétrissez longuement. Roulez en boule. Laissez lever durant 24 h 00 en couvrant d'un torchon. Divisez en deux. La première partie sera votre « levain-mère » pour le lendemain. L'autre moitié sera votre levain que vous incorporez à la farine pour faire votre pain du jour. En général, on considère qu'il faut 1/4 de levain en hiver et 1/8 en été. Si votre levain prend une odeur ou une coloration suspecte : jetez-le. S'il lève trop vite, ajoutez un peu de sel. S'il lève trop lentement, ajoutez une cuillerée de miel ou de bière. Votre levain-mère peut se conserver plusieurs mois.

Les proportions

Comptez, pour 500 g de farine, 8 g de levure fraîche (ou 15 g de levure sèche), 30 cl d'eau, 1 cuillerée à café de sel. Délayez d'abord la levure dans l'eau tiède. Mélangez le sel à la farine de blé. Ajoutez la levure dissoute. Malaxez. Laissez reposer 1 h 30 à 2 h 00. Ajoutez les autres ingrédients éventuels (autres farines, noix…). Malaxez. Laissez reposer et lever à nouveau pendant au moins 30 minutes. Formez votre pain et enfournez !

Le temps et la cuisson

« Signez » votre pain à grands coups de lame sur la pâte pour éviter les déchirures de la croûte. Enfournez, à côté de votre pâte, un petit récipient d'eau : votre pain sera encore plus doré. Le four doit être chaud : 240 °C (Th 7-8), préchauffé pendant 10 minutes. Une fois le pain enfourné, réduisez un peu la température à 220 °C (Th 7). Selon l'épaisseur de votre pain, la cuisson dure de 25 minutes à 35 minutes.

Le vinaigre

Hildegarde utilise le vinaigre à toutes les sauces, aussi bien en externe, pour lier les ingrédients des cataplasmes, qu'en interne. Il existe des vinaigres de poiré, de céréales, de sève, de riz et même d'algues… Le vinaigre d'alcool, issu de la fermentation de jus de betterave, appelé aussi vinaigre « cristal » ou vinaigre « coloré », n'existait pas du temps d'Hildegarde. De toute façon, il ne présente aucun intérêt, ni gustatif ni médicinal. Il est tout juste bon à nettoyer les robinets et les vitres. C'est le vinaigre de cidre qui, dans tous les cas, devra être préféré car ses propriétés médicinales sont de loin supérieures. Aujourd'hui, d'innombrables travaux scientifiques ont confirmé les propriétés du vinaigre de cidre. C'est pourquoi, systématiquement, quand Hildegarde propose du vinaigre, traduisez par « vinaigre de cidre ».

L'AVIS D'HILDEGARDE

« Le vinaigre, en assaisonnement, évacue la pourriture de l'homme, diminue en lui les humeurs et la nourriture passe en lui par la voie directe. »

Une réputation justifiée

Dans les années 50, un médecin américain, le docteur Jarvis, a répertorié les remèdes populaires d'une région des USA, le Vermont, où les habitants vivent particulièrement vieux et en bonne santé. Ensuite, il a testé ces recettes sur des milliers de personnes. Plus efficace que nombre de médicaments, le vinaigre de cidre arrive (avec le miel) en tête du palmarès des meilleurs produits naturels.

COMMENT PRENDRE LE VINAIGRE DE CIDRE ?

Les recettes d'Hildegarde utilisent souvent le vinaigre comme ingrédient. On peut aussi en consommer dans la vinaigrette avec de l'huile d'olive. Mais certaines personnes ne supportent pas l'acidité du vinaigre. Plus simple, surtout quand on ne mange pas régulièrement de salade, c'est de mélanger une cuillerée à soupe dans un verre d'eau froide ou tiède. On en boit trois fois par jour. Le premier verre, à jeun le matin, et les deux autres avant ou pendant les repas. Si vous êtes sensible à l'acidité du vinaigre, et pour les enfants, une cuillerée à café dans un verre d'eau suffit.

Le vinaigre contient, outre l'acide acétique, de nombreux minéraux et des vitamines (C, B1, B2, B6, B12). Angines, diarrhée, digestions difficiles, hoquet, migraines, problèmes cutanés, rhumatismes, rhumes, surpoids… Certains prétendent même qu'il peut venir en aide à la stérilité ! Les indications du vinaigre de cidre sont innombrables et la liste s'allonge sans cesse ! Il faut dire qu'il est non seulement un rééquilibrant de l'organisme mais aussi un désinfectant et antibactérien remarquablement efficace. Des scientifiques cherchent actuellement à déterminer si le vinaigre de cidre est aussi intéressant pour lutter contre l'ostéoporose et le cholestérol.

Mincir

Le vinaigre, tout en rééquilibrant l'organisme en micronutriments, agit à la fois comme un coupe-faim et un régulateur. Il détruit la trame protéique et conjonctive qui emprisonne les graisses dans les tissus. En gros, il agit donc comme un « casseur » à la fois des graisses et de la rétention d'eau. Dans le vinaigre de cidre, il y a également des tanins et de la pectine, la fameuse pectine de pomme, véritable coupe-faim naturel. En effet, ces substances sensibilisent les muqueuses digestives supérieures (bouche, œsophage, estomac) qui envoient au cerveau un message de satiété. La sensation de faim dure moins longtemps et, naturellement, on mange moins.

Arthrites et rhumatismes

Pour diminuer les raideurs et les douleurs des articulations, le même remède — à savoir du vinaigre de cidre dilué dans un verre d'eau — se montre très efficace. Il semblerait que, là encore, le vinaigre joue un rôle de régulateur du système alcalino-acide de l'organisme : si l'alcalinité du liquide extracellulaire dépasse la normale, le calcium se dépose dans les tissus. Le vinaigre de cidre, par son acidité et sa forte teneur en potassium, empêche le dépôt de calcium sur les parois des vaisseaux sanguins et dans les autres tissus.

Angines et maux de gorge

Pour faire disparaître les maux de gorge, il suffit de mélanger une cuillerée à café de vinaigre de cidre dans un verre d'eau. Deux à trois fois par jour le malade fait des gargarismes avant d'avaler le mélange. Le docteur Jarvis fut stupéfait par les résultats de cette méthode simple comme bonjour : « À ma grande surprise, j'ai appris que ce traitement pouvait faire disparaître en 24 heures des maux de gorge avec streptocoques. » Des analyses de laboratoire ont confirmé l'observation.

Fatigue intellectuelle et physique

Selon plusieurs études américaines, des personnes âgées souffrant de pertes de mémoire ou de faiblesse générale ont retrouvé non seulement leurs facultés intellectuelles mais leur appétit et leur goût de vivre. Certains médecins conseillent le remède aux femmes enceintes — toujours en respectant la dose d'une cuillerée à soupe pour un verre d'eau — affirmant que ce traitement rend les futures mamans plus fortes, moins sensibles aux nausées ; l'enfant à naître serait plus vigoureux et le lait de la maman plus abondant !

N'ABUSEZ PAS DU VINAIGRE

Le vinaigre attaque l'émail des dents et peut provoquer des aigreurs d'estomac. Mais à la dose conseillée et diluée dans un verre d'eau, ces problèmes sont plutôt rares. Surtout si vous vous lavez les dents après avoir mangé et si vous buvez votre eau vinaigrée juste avant ou pendant le repas. Si toutefois vous avez l'estomac fragile ou des caries, choisissez d'autres remèdes naturels adaptés à vos troubles. Il en existe tant !

Fèves, pois et lentilles

Avec le pain, les légumes secs faisaient partie de l'alimentation de base au Moyen Âge. Les légumes secs sont aujourd'hui un peu passés de mode : on en a tellement mangé à la cantine. Pourtant, cet aliment est très riche en acides aminés, éléments indispensables à l'organisme qui ne peut pourtant pas les synthétiser. On sait désormais qu'en associant à un même repas une légumineuse — lentilles, pois cassés, fèves, pois chiches, haricots et autres légumes secs — et une céréale, on parvient à un parfait équilibre des acides aminés, ce qui est essentiel pour l'organisme.

Des aliments médecins

Les légumes secs sont particulièrement recommandés pour les travailleurs manuels ou intellectuels ainsi que pour ceux qui souffrent de troubles digestifs. Ils sont riches en vitamines A et du groupe B ainsi qu'en oligo-éléments et minéraux (calcium, fer, phosphore, potassium, magnésium). Les vitamines du groupe B résistent bien à la chaleur et donc à la cuisson. Des études scientifiques ont établi que la plupart des légumes secs (pois, lentille, haricot, pois chiche) diminuent le taux de cholestérol dans le sang. Par leur richesse en vitamines du groupe B ainsi que par la lécithine qu'elles contiennent, les légumineuses ont des propriétés antioxydantes et un effet régulateur sur le système nerveux. De plus, les légumes secs favorisent le transit intestinal.

La cuisson

Le trempage et le mode de cuisson sont essentiels pour rendre digestes les légumes secs. Si vous respectez les étapes suivantes, vous éliminerez tous les problèmes de gaz intestinaux ou de digestion difficile. Seules les légumineuses décortiquées, comme les pois cassés et les lentilles, n'ont pas besoin de trempage. Sinon, laissez-les macérer pendant toute une nuit dans de l'eau tiède. Après avoir jeté l'eau de trempage, faites-les cuire dans de l'eau froide non calcaire (eau de source ou filtrée) et non salée, à feu moyen. Ajoutez dès le début de la cuisson les aromates (ail, romarin, basilic, cerfeuil, laurier, sauge, thym… etc.). Maintenez une ébullition à petits bouillons. La cuisson doit être assez longue (de 20 minutes pour certaines lentilles à 2 h 00 pour les pois chiches ou les fèves). Si vous devez ajouter de l'eau, il faut qu'elle soit bouillante. Salez en fin de cuisson.

<u>L'avis d'Hildegarde</u>
• *« Le pois chiche est chaud, léger et agréable à manger. Il n'augmente pas les humeurs mauvaises chez la personne qui en mange. Quand on a de la fièvre, faire cuire des poids chiches sur des braises pour être guéri. »*
• *« La farine de fève est bonne et utile aussi bien pour la personne en bonne santé que pour le malade. »*

L'épeautre

Il existe trois sortes d'épeautre :

• Le grand épeautre n'existe pas à l'état sauvage. Il est surtout cultivé dans les Ardennes, en Belgique et en Allemagne. Dans l'alimentation humaine, il est utilisé pour la confection du pain, des pâtes et de la pâtisserie. Dans l'alimentation animale, ce grain convient aux volailles.

• Le petit épeautre ou engrain : cultivé en Haute Provence, réputé pour sa saveur, il se cuisine comme le riz. Sa farine est moins panifiable que celle du grand épeautre mais sa valeur nutritive est plus élevée. Son gluten est de meilleure qualité que celui des blés. Il est bien toléré par les personnes aux estomacs sensibles, et allergiques au blé.

• L'épeautre de Tartarie ou amidonnier : cultivé dans l'Ouest canadien et américain, il remplace l'avoine pour l'alimentation animale.

Une culture qui préserve la nature

Cette céréale est considérée non « rentable » car il faut environ 11 mois de patience avant de récolter l'épeautre. Ensuite il faut décortiquer les grains de leur enveloppe, d'où une perte de poids d'environ 25 %. Heureusement l'épeautre retrouve sa place grâce à l'agriculture biologique : peu exigeant en eau, il se protège seul et ne supporte pas les engrais.

Contre les mauvaises digestions et les allergies

Hildegarde de Bingen l'utilisait — en interne ou en externe (cataplasmes) — en l'associant à des plantes médicinales. Reconnu pour ses qualités nutritionnelles, l'épeautre est riche en fibres, en sels minéraux, acides aminés essentiels et vitamines. L'épeautre contient une quantité de magnésium supérieure à celle des autres céréales d'où son effet anti-stress. Il favorise le sommeil. Il est très digeste, et remplace le blé en cas d'allergies à cette céréale. Sa teneur en protéines et glucides en fait un excellent aliment de l'effort. La présence de glucides particuliers favorise la coagulation du sang et stimule le système immunitaire. Il tonifie la rate et le pancréas. Les coussins et matelas pour bébé, rembourrés avec la balle de l'épeautre, assurent calme et détente.

La préparation

L'épeautre est vendu sous forme de grains, de semoule ou de farine, dans les magasins bio et de diététique. Son grain nécessite un trempage avant la cuisson. Il faut compter 50 à 60 g de grain d'épeautre par personne. Rincer et cuire l'épeautre dans 4 fois son volume d'eau bouillante salée pendant 30 minutes environ. L'épeautre peut être consommé chaud, froid, salé ou sucré. Il se cuisine comme le riz complet. On en fait des soupes, des gratins, des galettes, des soufflés, des pâtes, des mueslis… La semoule d'épeautre permet de réaliser des crèmes légères et d'épaissir les bouillons de légumes. La farine donne un pain de luxe très tendre, et la meilleure pâtisserie qui soit. En cuisine, elle permet de lier avec onctuosité les sauces.

L'AVIS D'HILDEGARDE

« L'épeautre donne du courage et met de la joie au cœur. »

Chapitre 5

Argile, métaux, minéraux et pierres précieuses

Si Hildegarde donne la même valeur thérapeutique aux minéraux et métaux qu'aux plantes, on peut rester plus circonspect, notamment en ce qui concerne les pierres précieuses. L'efficacité de la phytothérapie est clairement démontrée : près de 80 % des médicaments sont faits à partir de plantes ou copient une molécule de plante. En revanche, l'influence des pierres sur la santé reste plus subjective. Seule l'efficacité des oligo-éléments en doses infinitésimales a été prouvée : il s'agit la plupart du temps de métaux (cuivre, or, argent, fer, etc..) et de minéraux (calcium, potassium, sodium, silicium…). Les oligo-éléments ont, avec les vitamines, un rôle essentiel sur le métabolisme. Apportés par l'alimentation naturelle et organique (plantes médicinales, fruits, légumes, viande, poisson, etc.), ils sont assimilables par l'organisme. En revanche, il semblerait — et c'est déjà prouvé pour certains oligo-éléments comme le silicium — que les apports extérieurs sont d'un intérêt limité s'il ne sont pas d'origine organique.

Minéraux et pierres précieuses

La lithothérapie — soins par les pierres précieuses — est une méthode qui arrive en force en Occident. Méthode empirique pratiquée en Orient, elle s'est installée en Californie dans les années 60 pour entrer dans l'arsenal thérapeutique des hippies, puis des adeptes du « New Age ». Plutôt considérée comme une façon d'accéder à un certain état mental, on lui attribue aussi une influence positive sur des affections physiques ou symptomatiques : mal de tête, problèmes urinaires, affections cutanées, etc. On peut imaginer que la pierre (ou n'importe quel support) puisse communiquer un message (de sa composition chimique ou autre), ce qui pourrait expliquer la plus ou moins grande sensibilité des personnes aux effets des pierres précieuses.

Ambiance et contact

Les pierres précieuses sont brutes ou taillées en bijou, ou bien encore sculptées (jade, obsidienne, etc.) : statuettes, œufs, boules... Cela n'a pas une importance déterminante. Évitez cependant toute statuette ancienne qui a été l'objet d'un rite religieux. Préférez des objets récents et des pierres « neuves ». Plus la pierre est importante et pure, plus son rayonnement est fort. L'intérêt d'une pierre sculptée, c'est qu'elle reste en permanence dans votre environnement. Celui d'une pierre taillée, c'est de l'inclure dans un bijou. Évitez les pierres semi-précieuses polies en petits galets. Les pierres se mettent dans l'oreiller, dans la poche et, selon les conseils d'Hildegarde, dans la bouche durant un bon quart d'heure.

Principalement, les pierres sont utilisées par contact, à proximité de l'organe atteint. Il est facile de mettre autour du cou un collier de cristal de roche. Bagues, bracelets de poignet ou de cheville, colliers, boucles d'oreilles, permettent de cerner de façon correcte la plupart des zones que l'on cherche à influencer. Hildegarde propose aussi des recettes à partir d'eau ou de vin dans lesquels on a placé une pierre chauffée au soleil. Aujourd'hui, on parlerait de « programmation » de l'eau ou de « synergie » entre les rayonnements de la pierre et du soleil. Les praticiens de la lithothérapie actuels laissent macérer en permanence des pierres dans des huiles de massage (avec des plantes médicinales). Chaque huile, avec son type de pierre, est destinée à un type de soin.

Laissez vos pierres se reposer

Les personnes qui pratiquent la lithothérapie considèrent que la pierre transmet son rayonnement, son énergie. Par conséquent, elle se décharge. Pour recharger une pierre, il suffirait de ne plus la porter durant quelques semaines (profitez-en pour en porter une autre). Les pierres retrouvent leur énergie au contact d'autres pierres de la même variété ou de la même couleur. Ou, plus simple encore, en les exposant au soleil... mais attention de ne pas les perdre ni de vous les faire voler !

Les pierres précieuses sont-elles toxiques ?

La plupart des pierres précieuses contiennent des éléments — comme l'aluminium dans l'émeraude — qui, à forte dose répétée, présentent une toxicité certaine. Mais il ne faut pas imaginer qu'une pierre précieuse (souvent de taille modeste) puisse être dangereuse, pas même la cérusite (composée de plomb), l'héliodore (contenant un oxyde d'uranium faiblement radioactif) ou l'hyacinthe (radioactive elle aussi).

Et les chakras ?

Les adeptes du New Age utilisent les pierres en fonction des « chakras », points énergétiques virtuels situés sur le corps humain. Bien entendu, Hildegarde ne connaissait pas la médecine hindoue. Mais curieusement, les indications qu'elle donne pour chaque pierre correspondent à

Un peu de chimie

Le beryllium est un minéral alcalin, silicate naturel d'aluminium, assez dur et léger, qui est incorporé à différents alliages comme le bronze. Cristallisé, c'est le béryl qui, selon les couleurs, est une aigue-marine (bleue), une émeraude (verte), une goshénite (transparente), une morganite (rose), un œil-de-chat (jaune-vert), une alexandrite (verte à reflets pourpres) ou une héliodore (jaune). Pour établir les propriétés thérapeutiques de la pierre, il faudrait tenir compte à la fois de l'élément aluminium et de la propriété alcaline.

• L'organisme humain contient des quantités très faibles d'aluminium. S'il n'existe pas de preuve, actuellement, qu'un déficit en aluminium peut intervenir sur la santé, les scientifiques sont désormais persuadés qu'un excès d'aluminium (sous différentes formes) peut avoir des conséquences néfastes. L'aluminium est un accélérateur de la maladie d'Alzheimer. Actuellement, nous sommes tous exposés à des excès d'aluminium par l'eau de boisson, les vaccins, les appareils de cuisson, etc. Il n'y pas de danger d'excès d'aluminium au contact des béryls.

• L'alcalinité — ou propriété basique — est le contraire de l'acidité. Le corps humain, comme tout élément naturel, est plus ou moins basique (alcalin) et plus ou moins acide. C'est mesurable par un taux, appelé pH. Le pH neutre est 7. Un taux inférieur indique que l'élément mesuré est acide. Au-dessus, il est basique. Certaines personnes pensent que l'aigue-marine (alcaline) adoucit la peau et neutralise l'acidité de l'organisme, lui permettant par exemple de retrouver l'équilibre lorsqu'il développe de l'agressivité (acidité).

---

celles de « l'école » orientale. Alors, pourquoi faire compliqué, quand on peut faire simple ? Il suffit de suivre les conseils d'Hildegarde ! Dans la mesure où d'une part, les effets secondaires sont négligeables et d'autre part, cela n'empêche nullement de se soigner par d'autres moyens, pourquoi ne pas essayer ? À condition, bien sûr, d'avoir la pierre qui convient !

L'AVIS D'HILDEGARDE

« Les pierres précieuses naissent d'eau et de feu. C'est pourquoi elles contiennent à la fois de la chaleur et de l'humidité. Concentrés de vertus et de pouvoir, elles sont utiles à de multiples choses... La nature de ces pierres les amène à ne produire que des effets positifs et utiles et non pas des actions mauvaises ou nuisibles. »

AGATE

Il existe de nombreuses sortes d'agates, de toutes couleurs. Celle choisie par Hildegarde, assez commune, est toujours très estimée : c'est la sardonyx, une calcédoine brune, blanche ou orangée, que l'on trouve surtout — comme son nom l'indique — en Sardaigne. Ce qui plaît dans l'agate, ce sont les circonvolutions, les dessins parallèles, les figures géométriques, les effets orbiculés. En Orient, cette pierre est considérée comme apaisante, protectrice de la maison. Elle stimulerait la perception des sons, ce qu'affirmait déjà Hildegarde.

L'AVIS D'HILDEGARDE

« Elle apporte toujours quelque chose aux cinq sens de l'Homme. Pour chacun d'eux, elle est un remède. »

AIGUE-MARINE

Cette pierre bleu pâle est une variété de beryl ou berylium cristallisé, tout comme l'émeraude. Les praticiens actuels, qui utilisent les pierres précieuses pour soigner, disent que de l'aigue-marine émanent des vibrations reposantes. Elle serait bénéfique pour toute la sphère ORL, de la bouche — mâchoires comprises — aux sinus et aux oreilles. Elle serait particulièrement efficace contre les allergies qui apparaissent sur le cou ou la poitrine. Pour Hildegarde, l'aigue-marine a plutôt un effet protecteur, par exemple contre les empoisonnements... ou bien contre soi-même, quand on se laisse envahir par une saute d'humeur.

Améthyste

Cette jolie pierre mauve a la réputation de combattre l'ivresse et toutes les intoxications (tabac, alcool, drogues, etc.). Elle adoucit la peau, selon Hildegarde. Selon les Orientaux, elle calme l'humeur, favorise les relations entre hommes et femmes, stimule l'imagination et la créativité. Si vous craignez les cauchemars, placez quelques améthystes dans votre oreiller. C'est ce qui fait dire à nombre de personnes que l'améthyste est la pierre des nerfs : elle favorise le sommeil, apaise le stress, calme les angoisses, éloigne les névroses…

<u>L'avis d'Hildegarde</u>

« L'améthyste est de nature solaire et aérienne. Car quand le soleil montre son disque comme couronné, l'air est plutôt tiède. »

Calcédoine

Jolie pierre d'un beau gris laiteux, parfois bleuté ou mauve pâle, cette pierre est considérée comme dotée de pouvoirs à la fois doux et puissants. Elle apaise la colère (ce que disait déjà Hildegarde) ainsi que les agitations intempestives et le surmenage. Elle permet de retrouver la tolérance. Elle est indiquée pour les problèmes nerveux, ainsi que pour tous les troubles liés à la bouche, au cou, à la gorge : affections ORL, maux dentaires, thyroïde, etc.

<u>L'avis d'Hildegarde</u>

« Si une personne porte sur elle une calcédoine, il faut qu'elle le fasse de sorte que la pierre soit en contact avec la peau, si possible sur le trajet d'une veine. »

CRISTAL DE ROCHE

Cette pierre est considérée comme l'une des plus intéressantes en lithothérapie. Capable de décomposer la lumière, le cristal de roche est considéré comme pur, tout autant que le diamant, à la différence que les cristaux de roche sont toujours bien plus grands, donc d'un maniement plus facile. Le cristal est considéré comme humide ou attirant l'eau. Hildegarde affirme qu'il évacue l'humidité néfaste qui imbibe les yeux malades et nuit à la vue ; pour les Orientaux, il attire la pluie sur la végétation. Mais le cristal est aussi lumineux, c'est pourquoi il dissipe les idées noires, les forces obscures et, plus prosaïquement, améliore la vision.

Les cristaux ont tous plus ou moins des incrustations, des ombres, des nuances de couleur, des fissures ou autres « imperfections » qui les rendent encore plus précieux. C'est pourquoi on les classe en plusieurs catégories. Au sommet de la hiérarchie, on trouve les cristaux arc-en-ciel qui décomposent parfaitement la lumière, appelés aussi « lazer-quartz ». Ensuite, il y a les « diamants d'Herkimer », du nom d'une région aux États-Unis : ils sont aussi très purs et présentent deux pointes. Les cristaux multiples, ou « cathédrales », sont plutôt aplatis et formés de plusieurs cristaux. Enfin les cristaux « chantants » présentent des qualités sonores remarquables. Inclassable, le cristal à « fantômes » présente des sortes de fumées verdâtres, laiteuses ou grises. Tous ces cristaux sont censés faciliter un « travail sur soi ». Le cristal de roche est utilisé, en lithothérapie, dans deux directions. D'abord, pour amplifier les propriétés des autres pierres (ainsi, on utilise le cristal de roche avec une calcédoine ou une émeraude). Mais surtout dans tous les domaines de l'intelligence, la mémoire ou la spiritualité. Pour Hildegarde, le cristal est utilisé pour soigner les affections oculaires et la baisse de la vision, les tumeurs sur le cou et la gorge (problèmes de thyroïde par exemple) et pour les problèmes cardiaques. Dans tous les cas, et pour toutes les affections, elle conseille de laisser chauffer le cristal au soleil, puis de l'appliquer sur la zone sensible.

CUIVRE

L'oligothérapie est une thérapeutique à part entière, au même titre que l'homéopathie dont elle est souvent complémentaire. L'organisme humain a besoin de certains minéraux (soufre, sodium, potassium, or, lithium, phosphore, fluor, etc.) pour favoriser l'assimilation ou la fabrication de certaines substances. L'organisme ne peut fabriquer ces minéraux. Une carence peut entraîner des troubles. À l'inverse, un excès peut être à l'origine d'intoxications ou de graves maladies. Ainsi le cuivre, pris sous forme d'oligo-élément, stimule les défenses immunitaires, favorise la fabrication des globules rouges et celle des tendons ou ligaments, protège les parois des vaisseaux sanguins, limite les infections ORL, réduit les processus inflammatoires, ralentit l'expansion des radicaux libres responsables du vieillissement et intervient dans la fabrication des hormones. On le conseille depuis des millénaires (principalement sous forme de bijoux de cuivre) pour lutter contre les rhumatismes et les problèmes articulaires. Un excès de cuivre provoque des vomissements, des destructions de la muqueuse intestinale, des diarrhées, des atteintes irréversibles des reins, une chute du taux de globules rouges, une nécrose du foie… La meilleure façon de profiter des bienfaits du cuivre sans risquer d'intoxication, c'est encore de manger régulièrement des fruits de mer, du foie de bœuf et des légumes secs. Hildegarde donne plusieurs recettes où les ingrédients doivent être cuits dans un récipient en cuivre. Pour la goutte, l'arthrose et les intoxications alimentaires, Hildegarde propose les grands moyens : faire cuire du vin en rougissant une barre de cuivre que l'on trempe dedans ou faire macérer de la limaille de cuivre dans du vin ou du vinaigre.

L'AVIS D'HILDEGARDE
« Le cuivre est chaud et refroidit rapidement. Il est comme de la cendre d'or. »

DIAMANT

Incontestablement, cette pierre est non seulement la plus précieuse de toutes mais elle est aussi, pour ceux qui pratiquent la lithothérapie, la plus pure, la plus puissante mais aussi la plus dangereuse. Mal utilisée, elle peut déclencher des dégâts sérieux et même des catastrophes. Il faut donc être soi-même « pur » pour porter un diamant ou l'utiliser thérapeutiquement. Le diamant est censé cicatriser les blessures (réelles ou symboliques, physiques ou morales), lutter contre la fièvre et la folie, soigner les problèmes oculaires. Il tempère les excès (sexualité, alimentation, drogues, caractère…). Il est considéré comme la pierre de la sagesse. Cette pierre accélère les processus : elle rend encore plus sage le sage et encore plus fou, le fou.

L'AVIS D'HILDEGARDE
« Le diamant est d'une dureté qu'aucune dureté ne peut vaincre. Sa vertu et sa force sont telles qu'il étouffe le mal et la méchanceté. »

ÉMERAUDE

Pierre magnifique et très précieuse, l'émeraude est un béryl (voir plus haut), de la même famille que l'aigue-marine. Stimulateur cérébral, l'émeraude avive la mémoire, la concentration au travail et soulage aussi les peines affectives. Selon les thérapeutes orientaux, l'émeraude est puissante et « solitaire » : il faut éviter de la porter avec une autre pierre, au risque de lui faire perdre ses pouvoirs.

L'AVIS D'HILDEGARDE

« Celui qui souffre du cœur, de l'estomac ou du côté droit conservera sur lui une émeraude. Et si ces maladies l'envahissent au point qu'il ne puisse échapper à leur tourment, qu'il mette immédiatement une émeraude dans sa bouche, pour l'humidifier de sa salive. Puis, une fois l'émeraude réchauffée et humide, qu'il s'en frotte souvent le corps et les brusques attaques de ces maladies cesseront. »

FER

Pour Hildegarde, le fer était le symbole de la force et de la protection. C'est l'un des métaux les plus présents dans l'organisme : jusqu'à 5 g chez l'homme et 3 g chez la femme. Chargé du métabolisme de l'oxygène et du transport des électrons, il est le véritable déclencheur d'énergie. Il est essentiel à la production de l'hémoglobine dans le sang. Sa carence entraîne des pertes musculaires, un affaiblissement général, une difficulté à la concentration, des insomnies. Il multiplie par 20 les risques de mortalité néonatale et postnatale des nourrissons quand les mamans présentent une carence. Son manque facilite les hémorragies. Un manque de fer ralentit l'assimilation de la vitamine C et réciproquement. Si une majeure partie de la population (surtout les femmes, à cause des règles) souffre d'une carence en fer, près de 3 % des adultes souffrent du mal inverse, c'est-à-dire d'une surcharge en fer. Cette maladie génétique, appelée hémochromatose, se déclare vers l'âge de 35 ans et provoque des lésions irréversibles du foie, du cœur et du pancréas. Si vous êtes fatigué, si vous souffrez de rhumatismes précoces et chroniques, de problèmes cardiaques ou hépatiques, surtout ne prenez pas de supplémentation en fer et consultez un spécialiste des maladies du foie. N'allez pas voir un généraliste : 9 médecins sur 10 ne savent pas diagnostiquer l'hémochromatose, ce qui entraîne une mortalité de 3 pour 1 000.

L'AVIS D'HILDEGARDE

« *Si quelqu'un a l'estomac froid au point d'en éprouver des douleurs, qu'il chauffe une lame de fer et la pose sur son estomac ; qu'il l'enlève, la réchauffe et la remette ; qu'il renouvelle l'opération jusqu'à ce qu'il aille mieux.* »

HYACINTHE

Il s'agit d'un zircon rouge, allant de l'orange au marron en passant par le vermillon. On sait aujourd'hui que cette pierre contient des éléments radioactifs et qu'il faut par conséquent l'utiliser avec prudence : ne la portez pas en permanence sur vous. La tradition orientale conseille la hyacinthe pour lutter contre les tumeurs et les infections. Elle ne doit pas être, comme la plupart des pierres rouges, portée ou simplement utilisée par les personnes facilement sujettes à la colère ou hypertendues.

L'AVIS D'HILDEGARDE

« *Si quelqu'un a la vue qui s'obscurcit, les yeux qui se troublent ou s'ulcèrent, qu'il expose une hyacinthe au soleil, puis l'humidifie de sa salive et la mette immédiatement sur ses yeux.* »

JASPE

Cousin de l'agate, le jaspe est souvent rouge ou noir avec des marbrures ou des zébrures. Il semblerait que ce soit le jaspe rouge qui soit le plus stimulant, notamment des fonctions sexuelles. Le jaspe renforce le charme, le côté séducteur ou chaleureux de ceux qui le portent. Hildegarde, si elle parle aussi de la chaleur intrinsèque de la pierre, n'évoque pas ses propriétés dans le domaine de la sexualité. Il est vrai que c'est un domaine qu'elle n'aborde que sous l'angle de la reproduction. Elle tient le jaspe en haute estime : surdité, rhume, problèmes cardiaques ou rénaux, rien ne semble faire peur au jaspe, capable même d'éloigner les mauvais esprits lors d'un accouchement.

ONYX

Selon Hildegarde, cette pierre a de très nombreuses indications : la vue qui se voile, les problèmes de cœur, d'estomac ou de poumon, la fièvre, et même la tristesse. Cette pierre qui allie des strates noires et blanches est considérée comme équilibrante. On l'utilise donc quand on se sent hésitant ou bien quand on est en période de convalescence. Comme elle agit aussi sur l'humeur, son contact prolongé est déconseillé : risque de dépression ou de morosité.

L'AVIS D'HILDEGARDE

« L'onyx contient la chaleur de l'air : issu du soleil, il prend corps par les nuages. C'est pourquoi il est très puissant pour soigner toutes les maladies qui viennent de l'air. »

OR

Métal précieux par excellence, l'or, en lithothérapie, est souvent associé aux pierres les plus efficaces comme le cristal, le diamant, la topaze. Il est sensé développer les qualités morales ou intellectuelles. De façon beaucoup plus prosaïque, il guérit quasi instantanément les orgelets : aucune explication scientifique n'a pu être avancée. Toujours est-il que si vous frottez sur un orgelet une bague en or, il disparaît. L'or est aussi un oligo-élément indispensable en infimes quantités. Il est vendu en complément alimentaire en association avec du cuivre et/ou de l'argent pour lutter contre les infections ORL et les rhumatismes. Au Moyen Âge, l'or était non seulement symbole de la pureté mais aussi de la longévité. Et bien des médiévistes pensent que la véritable recherche de la pierre philosophale était en fait le désir de trouver l'élixir de jeunesse dont l'un des ingrédients était de l'or. Hildegarde utilise l'or dans plusieurs recettes contre la goutte, les rhumatismes, les problèmes gastriques et la baisse de l'audition.

L'AVIS D'HILDEGARDE

« L'or est chaud. Sa nature est semblable à celle du soleil et il est en rapport étroit avec l'air. »

RUBELLITE

Il s'agit d'une tourmaline rose, rouge ou violacée, parfois orange. Les tourmalines, très douces, peuvent prendre toutes les couleurs. En général, les lithothérapeutes considèrent que cette pierre stimule l'intellect. Elle favorise l'apprentissage de la marche, la récupération après une blessure et, chez les personnes âgées, elle rend moins pénible la station debout ou la marche prolongée. Comme toutes les pierres rouges, cette pierre est déconseillée aux personnes de type « sanguin » ainsi qu'aux hypertendus et aux coléreux. En revanche, elle a une action positive pour tous les problèmes de mauvaise circulation des liquides internes : sang, lymphe et urine. Hildegarde, là aussi, avait vanté les propriétés de la rubellite en ce qui concerne les infections urinaires. Elle donne aussi une recette à base de rubellite (voir au chapitre 9) capable d'éliminer les fièvres et tous les maux d'estomac, à l'exclusion de ceux qui présagent la mort.

SAPHIR

Très jolie pierre bleue aux nuances mauves, ses indications, en lithothérapie, dépendraient de l'intensité du bleu : plus la couleur est intense, plus la pierre serait efficace. Elle développerait les capacités créatrices, l'imagination et les facultés « extra-sensorielles ». À un niveau plus pragmatique, le saphir soulage les douleurs oculaires, les migraines et névralgies. Il aurait aussi une influence positive sur le sommeil. Cette pierre, pour Hildegarde, est vraiment pleine de vertus. Elle précise que le saphir, monté sur une bague en or, à condition que ce soit de l'or pur et qu'il n'y ait aucun autre métal, gagne encore en propriétés bénéfiques. Mouillé de salive, il peut être appliqué sur les yeux malades.

Garder un saphir quelques instants dans sa bouche éloigne les rhumatismes, la colère et l'ignorance. La sainte apprécie tout particulièrement cette pierre protectrice qui, par ailleurs, s'inscrit dans plusieurs rituels magiques.

<u>L'avis d'Hildegarde</u>
« Le saphir est bouillonnant. Sa nature est de feu plus que d'air et d'eau. Et il représente la charité remplie de sagesse. »

TOPAZE

Silicate d'aluminium translucide, la topaze est le plus souvent jaune d'or. Il existe d'autres teintes (translucide, rose, verte, etc.). Mais pour Hildegarde, c'est de la pierre jaune qu'il s'agit, appelée topaze impériale par les gemmologues. Très dynamisante, la topaze agit directement sur les émotions. Ce qui la fait considérer comme la « pierre de l'amour ». À ce titre, elle aurait aussi une influence favorable sur les performances sexuelles. Vous pouvez toujours essayer… cela ne coûte que le prix d'une topaze ! On l'utilise aussi en cas de fatigue, de mauvaise circulation sanguine, de faiblesse générale ou de manque d'appétit. Hildegarde, qui affirmait que c'était la meilleure des pierres, celle dont la vertu est la plus puissante, conseillait la topaze pour soigner de très nombreux maux : lèpre, problèmes hépatiques, mauvaise vue, empoisonnement, fièvre…

<u>L'avis d'Hildegarde</u>
« La topaze est claire, d'une clarté qui la fait ressembler à l'eau. Par sa couleur elle ressemble plus à l'or qu'à l'argent. Grâce à sa chaleur, elle s'oppose aux poisons. (…) La topaze est la plus puissante de toutes les pierres. »

L'argile

L'argile est, depuis la plus haute Antiquité, un remède et un cosmétique à l'usage très étendu. On prend de l'argile en interne, en la mélangeant avec de l'eau. En externe, on l'applique en cataplasme sur la peau pour éliminer problèmes cutanés, douleurs musculaires ou articulaires. Il n'y a pas vraiment de contre-indication, seulement quelques précautions à prendre :

- ne jamais prélever soi-même l'argile dans la nature : l'argile aspire avec une grande facilité impuretés et pollutions (même radioactives). Rien ne peut vous garantir, pas même un paysage idyllique, que cette argile est pure ; par conséquent, se contenter d'utiliser l'argile (verte si possible) que l'on trouve spécifiquement conditionnée pour son utilisation thérapeutique (en pharmacies et magasins diététiques) ;
- ne préparer l'argile que dans des pots en terre assez épais (ou de verre très épais) et avec une cuillère en bois, jamais en métal ;
- ne jamais réutiliser de l'argile qui a déjà servi ;
- éviter les cataplasmes d'argile sur le ventre ;
- ne pas prendre d'argile en interne quand on prend des médicaments ;
- ne pas prendre d'argile en interne quand on est sous contraceptif oral ;
- ne pas prendre d'argile en interne quand on souffre de constipation chronique.

Compter plusieurs jours

L'argile se mélange avec un peu d'eau (ou une infusion de plante dont les propriétés amplifient les qualités de l'argile). On peut ajouter quelques gouttes d'huile essentielle au moment du mélange. Selon les douleurs, l'eau peut être tiède ou froide. Mais ni glacée ni bouillante. Une série de soins dure de trois jours à trois semaines. Au début, il peut y avoir une réaction inquiétante mais normale : le mal peut sembler empirer. Continuer pourtant les soins en se contentant de ne pas appliquer des cataplasmes de plus de 1 cm d'épaisseur. Les premiers jours, ne pas appliquer plus de deux cataplasmes, 20 minutes par 24 heures. Ensuite, augmenter progressivement jusqu'à des cataplasmes de 2 cm à garder pendant 1 heure. Si les réactions douloureuses ou allergiques perdurent ou sont trop brutales (ce qui est très rare), arrêter et se rincer à l'eau fraîche.

Une liste d'indications impressionnante

En application externe, par cataplasme ou masque (une simple couche très diluée), l'argile soulage et même guérit d'innombrables maux : goitre (et maladies de la thyroïde), insuffisance cardiaque, problèmes respiratoires, problèmes digestifs, hépatiques ou intestinaux, contractures musculaires, crampes, foulures et entorses, furonculoses et eczéma, zona, varices, arthrite, dorsalgies… En interne, l'argile par voie buccale (une cuillerée à café dans un verre d'eau) peut contribuer à l'amélioration de ces mêmes troubles. Mais l'usage par voie interne étant plus délicat et pouvant entraîner des effets indésirables, il est plus prudent de s'en tenir aux cataplasmes.

<u>Hildegarde et l'argile</u>

Elle l'appelle « la terre verdâtre » *et l'utilise, avec la prière, pour sortir un homme de sa torpeur ou de sa paralysie. Il y a peu de recettes d'Hildegarde avec de l'argile fraîche. En revanche, elle conseille toujours de chauffer l'eau des bains thérapeutiques, non pas directement, mais en jetant dans l'eau des briques (ou des tuiles) préalablement chauffées au four.*

Chapitre 6

Les formules magiques

Peaux de bêtes, pierres précieuses, prières et formules incantatoires, ces recettes magiques — mot utilisé par Hildegarde elle-même — peuvent prêter à sourire. Mais au Moyen Âge, la prière était partout. Et aujourd'hui encore, bien des guérisseurs utilisent la répétition de mots, de formules pour arriver à « manger le feu », ou « retourner un mal ». Récemment, une série d'enquêtes menées par des ethnologues en Bretagne et en Normandie a décrit ces pratiques... et leurs résultats étonnants, miraculeux, inexplicables. Pourtant, les chercheurs qui ont étudié des centaines de cas, n'avaient rien à prouver. Ils n'avaient surtout pas l'intention de montrer des méthodes efficaces. Ils voulaient simplement décrire, comme on le fait avec les Indiens d'Amazonie ou les Papous, des rituels venus d'un autre âge.

Aujourd'hui, ces philtres, ces cérémonies, ces formules (il existe même des livres qui les répertorient) sont bien plus fréquents qu'on ne le pense. Au milieu des guérisseurs modestes se cachent une multitude de charlatans et d'escrocs. Et, pour compliquer encore le panorama sociologique de cette « profession », il y a ceux qui pratiquent la magie noire, c'est-à-dire ceux qui — toujours par des formules — essaient de nuire, de faire appel à des forces négatives.

Un équilibre précaire entre le bien et le mal

Hildegarde considère qu'il y a un risque permanent que l'humanité sombre dans les « ténèbres » : les forces du mal sont toujours à deux doigts d'étouffer celles du bien. Pour elle, la magie noire fait appel aux pulsions les plus sombres de l'être humain : luxure, ambition, orgueil, richesse… Et bien des fois elle s'est heurtée à des puissants — princes, évêques et même des empereurs — car elle considérait qu'ils étaient dominés par de telles forces négatives. Face à des éléments incontrôlés ou des événements incontrôlables, qui ne pouvaient être ni compris ni raisonnés, elle ne pouvait que faire appel à la prière et à la magie blanche.

Des clés magiques

Mais pourquoi une sainte peut-elle avoir besoin de formules magiques ? Ne lui suffit-il pas de prier ou d'imposer les mains ou de s'adresser directement à la Vierge Marie ? En fait, les formules magiques ont deux raisons d'être. La première, c'est qu'elles peuvent être utilisées par tous, pas seulement par des prêtres, des nonnes ou des saints. Elles peuvent être utilisées par des malades, par des gens simples, des gens qui ne savent ni lire ni écrire. Il est donc utile que ces formules soient écrites avant d'être répétées, afin qu'elles ne soient pas déformées, interprétées.

La deuxième raison d'être des formules magiques, formules de magie blanche bien entendu, c'est un autre aspect pratique. Comme une clé ouvre une porte, une formule magique est prête à l'emploi. Elle est adaptée à une situation donnée. Il n'y a pas à réfléchir. Si on la dit, et pratique le rituel, selon les indications — avec des intentions pures cela va sans dire —, cela marche à tous les coups.

On retrouve ces deux grandes utilisations des formules magiques où que l'on soit au monde, où que l'on se situe dans l'histoire. En Europe, aujourd'hui comme au Moyen Âge, en Inde comme en Afrique, des paroles sont dites, des gestes simples jouent avec de la terre, de l'eau, du feu, des plantes, des coquillages ou des pierres précieuses.

Quel est le moteur de cette efficacité ? Dieu ? Un saint ? Un esprit ? Une force de type électromagnétique ? L'autosuggestion ? Personne ne sait. Personne ne le saura jamais. L'important c'est que ça marche. Et souvent, bien plus souvent que par le seul fait du hasard, comme nombre d'ethnologues l'ont constaté, les statistiques de réussite sont du côté des formules incantatoires et magiques.

Intérêt historique avant tout

C'est un peu facile de rire, maintenant : bien des pratiques — réputées scientifiques à notre époque — seront considérées comme ridicules dans moins de 100 ans ! Ce serait tout aussi ridicule d'utiliser ces formules les yeux fermés. Les rites magiques qui suivent sont comme la photo d'une époque, de ses angoisses, de ses maladies et de ses espoirs. Si la lèpre était un fléau épouvantable, tout ce qui pouvait apparaître comme déviance sociale l'était tout autant. Même les pensées pouvaient être insoutenables. Les fantasmes sexuels et les envies étaient considérées comme des tentations, des obsessions ou des maladies. Et chaque geste incompréhensible pouvait être interprété comme signe de la folie. Mais ne nous leurrons pas, jusqu'au début du siècle (et encore maintenant, parfois même en Occident), il n'en fallait pas beaucoup plus pour être catalogué comme bizarre, voire dangereux !

Vaincre les obsessions

Hildegarde les appelait les « illusions ». Il s'agit d'images ou de pensées récurrentes, qui mettent mal à l'aise et dont on ne peut se débarrasser. C'est le genre de trouble qui est soigné aujourd'hui par la psychanalyse, l'homéopathie ou la leibothérapie (élixirs floraux et Fleurs du Dr Bach). Méthodes, il faut le reconnaître, bien plus faciles que celle qui suit :

- Prendre une peau d'élan et une peau de chevrette. Les unir de façon à en faire une large ceinture. Planter un premier clou d'acier sur la partie ventrale de la ceinture en disant : « *Par la très grande force de Dieu tout-puissant, je te conjure de me protéger.* » La pointe du clou dépasse vers l'extérieur, la tête du clou sera donc disposée directement sur la peau du malade. Le malade plante un second clou sur le dos de la ceinture en disant : « *Par la très grande force du Dieu tout-puissant, je t'établis pour ma protection.* » Ensuite, il fait de même avec un troisième clou du côté droit de la ceinture, puis un quatrième clou du côté gauche.

<u>L'avis d'Hildegarde</u>

« *Si cet homme ceint cette ceinture jour et nuit, les illusions diaboliques le fuiront et les paroles magiques lui feront moins de mal, car la bénédiction que nous venons de citer entoure tout son corps de sa protection.* »

Déceler le poison dans la nourriture ou le vin

Habitude assez courante pour se débarrasser de son voisin, le poison empoisonnait littéralement la vie des princes, des seigneurs, des chefs de guerre et des bourgeois. En la matière, plus que dans toute autre, il valait mieux prévenir que guérir ! Une simple pierre précieuse serait capable, selon Hildegarde, de nous prémunir contre ce terrifiant danger.

<u>La bague au doigt</u>

« *Si dans du pain, de la viande, du poisson ou tout autre aliment, ou si dans du vin, de l'eau ou toute autre boisson, il y a du poison, une topaze à proximité se couvre aussitôt de vapeurs et se met à écumer comme la mer quand elle est sale. Ainsi, quand on mange ou quand on boit, il faut avoir une topaze au doigt et la regarder souvent : s'il y a du poison dans la nourriture ou dans la boisson, la topaze se voile immédiatement. »*

Se protéger contre les paroles magiques

À une époque où jeteurs de sorts et magiciens n'étaient pas moins nombreux qu'aujourd'hui, il semblait indispensable de porter sur soi un talisman, un bout de relique… ou une poudre magique comme celle proposée par Hildegarde pour que jamais ne s'éloignent *« santé, force et prospérité »*.

• Aux alentours de midi, prélever au mois d'avril les plantes suivantes au complet, racines incluses : un pied de géranium Robert, deux pieds de mauve, sept pieds de plantain. Arracher les racines et les feuilles (jeter les tiges et les fleurs) que l'on déposera sur de la terre que l'on aura mouillée. Les laisser jusqu'au coucher du soleil. Le soir, les asperger d'eau pour qu'elles ne sèchent pas. Les laisser sécher ainsi, sur la terre encore humide, toute la journée du lendemain. Au coucher du soleil, disposer ces feuilles et ces racines sur un linge avec une planche de bois par-dessus. Vers 9 heures du soir, poser l'ensemble : linge - racines - feuilles - planche — sur un linteau à l'extérieur (mur, porte de jardin…). À minuit, écraser légèrement ces feuilles et ces racines entre les doigts et ajouter de la poudre de buis séché. Laisser sécher ces plantes ensemble, les remuer régulièrement, de façon qu'elles ne pourrissent pas. Puis les mettre dans un linge cousu en ceinture à même la peau. Ces plantes réduites en poudre peuvent être mélangées à un peu de vin et absorbées si l'on est *« tourmenté par des paroles magiques »*.

L'AVIS D'HILDEGARDE

« *Celui qui porte sur lui ces herbes conservera santé et force, car elles ont été tempérées par toutes les heures et par tout l'équilibre, du jour comme de la nuit.* »

Vaincre la lèpre

Toutes les recettes d'Hildegarde ne sont pas à suivre les yeux fermés. Pour exemple, les conseils qui suivent n'ont rien de magique mais leur bizarrerie et la difficulté de les mettre en pratique peuvent les rendre miraculeux : si l'on est capable — même au Moyen Âge — de rassembler les ingrédients et de réaliser une telle recette, alors on est tout aussi capable de guérir spontanément de la lèpre. Si vous cherchez un moyen plus facile, rendez-vous au chapitre 8. Notons au passage que la lèpre, à l'époque, était considérée comme la punition de vices : dans la recette qui suit, il s'agit de lèpre pour cause d'ivrognerie mais d'autres recettes, tout aussi étranges et compliquées, sont recommandées pour d'autres types de lèpres, celles liées à la colère excessive ou bien encore à la débauche. Dans ce dernier cas, je vous laisse deviner les ingrédients.

L'ONGUENT DES OISEAUX

« *Celui qui devient lépreux, à cause de sa gourmandise ou de son ivrognerie, mélangera et réduira en poudre un volume de crottes d'hirondelles pour quatre volumes de bardane à fleurs rouges. Dans une marmite, il fera cuire de la graisse de cigogne avec un peu plus de graisse de vautour ; il ajoutera la poudre obtenue à du soufre. Il obtiendra un onguent dont il se fera frotter dans un bain chaud, puis il se mettra au lit. Il fera cela cinq jours, voire davantage.* »

Devenir intelligent

Ce paragraphe aurait pu être intégré un peu plus loin, au chapitre 8, avec les remèdes de santé. Mais devenir plus intelligent, reste — pour la plupart d'entre nous — plus qu'une gageure, disons un miracle...

Respirer l'agate

« Si une personne pose une agate sur sa peau nue et si, ensuite, elle la place plusieurs fois devant sa bouche en expirant puis en inspirant, alors, grâce à la pierre, elle deviendra plus intelligente : sa science et tous les sens de son corps se trouveront raffermis. »

Lutter contre les envoûtements qui rendent fou

Aujourd'hui encore dans nos campagnes, quand une maladie survient, inexplicable, et touche un homme ou une vache, on a vite fait de trouver une explication ! C'est un sort, jeté par un sorcier à la demande d'un voisin ou d'un parent jaloux. Il y a mille ans, si le fautif était trouvé, sans que la preuve soit toujours formellement apportée, il risquait de passer un mauvais moment ! La torture et les jugements expéditifs étaient monnaie courante, surtout quand il s'agissait d'extirper les œuvres du « malin » ! Heureusement, souvent on ne savait pas de qui venait le mal. Et pour le renvoyer à l'expéditeur, on utilisait des formules comme celle qui suit, clairement expliquée par Hildegarde dans son livre « *Liber Subtilatum de divinis creaturis* ». Ce rituel est tout particulièrement destiné à soigner la folie qui touche un homme suite à des envoûtements.

Hyacinthe, pain et prières

« Celui qui est envoûté par des sortilèges ou des formules magiques au point d'en perdre la raison, prendra un pain de seigle encore chaud dont il fendra la croûte sur le dessus en faisant une croix. Il glissera une pierre de hyacinthe dans l'orifice en disant : "Que Dieu, qui a retiré au diable, quand celui-ci a transgressé son commandement, tout l'éclat des pierres précieuses, retire de toi (dire le nom de l'envoûté) tous les sortilèges et toutes les formules d'envoûtement et qu'il te

libère des douleurs de ta folie." Puis, faire glisser la pierre d'un côté à l'autre du pain en ajoutant : "Tout comme le diable, à cause de son péché, s'est vu enlever l'éclat qui le revêtait, enlève la folie qui tourmente (dire le nom de l'envoûté) à cause des sortilèges ou des formules magiques." Enfin, on donnera à manger au malade la mie et la croûte qui ont été en contact avec la hyacinthe. Ces formules et le signe de croix seront répétés sur tous les aliments chauds qu'il doit prendre. On fera cela souvent et il sera guéri. »

Éloigner les esprits mauvais lors de l'accouchement

Donner la vie était lié à quantité de concepts positifs et négatifs qui s'entremêlaient : une nouvelle âme venait au monde certes, mais conçue par « l'acte de chair ». La femme, c'était écrit dans la Bible, devait enfanter dans la douleur. Mais toute naissance rappelait aussi celle du Christ… La mortalité infantile était considérable… Il fallait aussi empêcher les esprits mauvais de s'emparer de l'âme de la mère ou de l'enfant. Au Moyen Âge, les plantes ne pouvaient pas grand-chose. Restaient les prières et les formules magiques. D'ailleurs, les accoucheuses n'étaient-elles pas toutes un peu magiciennes, un peu sorcières ? Voici donc la recette magique de sainte Hildegarde pour éloigner les « esprits aériens » capables de nuire à la santé de la mère ou de l'enfant. Santé physique mais aussi santé morale.

<u>Le jaspe au poing</u>

« *Si une femme met au monde un enfant, elle doit, dès le début de l'accouchement, puis pendant tout le temps que l'enfant est au berceau, tenir un jaspe dans son poing. Ainsi les esprits aériens ne pourront s'attaquer ni à elle ni à son enfant.* »

Annihiler les philtres d'amour

Imaginez que votre ennemi (ou votre père qui veut vous forcer à épouser « un bon parti ») vous donne à boire un philtre magique qui vous pousse dans les bras de quelqu'un que vous n'aimez pas. Soudain, le sort va agir et vous allez tomber en « pâmoison » devant la personne que vous aviez méprisée quelques instants plus tôt. Vous allez lier votre vie à cette personne et sans doute, dès le lendemain de votre mariage, vos yeux vont s'ouvrir. Heureusement, Hildegarde a tout prévu !

<u>Le suc de plantain</u>
« Si un homme ou une femme a bu un philtre d'amour maléfique, qu'il boive du suc de plantain, dilué ou non dans l'eau. Qu'il prenne juste après une autre boisson forte : il sera purgé de l'intérieur et son état s'améliorera. »

Contre la fièvre

Il existe d'innombrables remèdes à base de plantes (voir au chapitre 8) pour faire tomber la fièvre. Mais si toutes ces recettes se révèlent inefficaces, il faut passer aux grands moyens.

<u>Formule magique et topaze</u>
« Dans du pain encore mou, creuser 3 trous de taille moyenne à l'aide d'une topaze. Y verser du vin non coupé d'eau. Si le vin disparaît, en verser à nouveau. Puis, comme dans un miroir, regarder son visage dans le vin qui remplit les trous et dire : « Je me contemple, tout comme les anges contemplent Dieu. Et que cela éloigne les fièvres de moi. » Que le malade refasse souvent cela et il sera guéri. »

Mais la topaze reste aussi un remède préventif. Pour rester loin des maux physiques et ne pas se laisser tenter par les esprits malins, il n'est pas inutile de porter sur soi un pendentif (si possible en or) avec une topaze.

Faire cesser une infidélité d'origine magique

Brûler d'amour pour une personne autre que son conjoint n'est pas un sentiment naturel. La personne qui en souffre est déchirée entre son appartenance à un lien officiel, sacré lors d'une cérémonie religieuse et son penchant irrésistible pour une passade. Ce déchirement est tellement douloureux et tellement hors de toute logique divine, qu'il ne peut qu'avoir été suscité par le diable ou des pratiques magiques. Hildegarde connaît les bonnes prières et surtout la plante qui va tout faire rentrer dans l'ordre : la bétoine. Il s'agit d'une jolie vivace rose aux feuilles découpées en cœur. Non seulement sa couleur et sa forme sont des symboles évidents de l'amour, mais aussi son action interne, puisque la bétoine avait la réputation de surexciter les femmes et de leur ôter tout discernement.

<u>Le rite de la bétoine</u>

« Trouver une fleur de bétoine. En cueillir des feuilles. En placer une dans chaque narine, une sous la langue, une sous chaque pied, une dans chaque main et regarder avec concentration la bétoine. Recommencer cette pratique tous les jours jusqu'à amélioration. L'homme ou la femme sera guéri de cette folie amoureuse à condition qu'en même temps il ne mange ni ne boive ni n'introduise d'aucune sorte la moindre chose qui puisse exciter cette passion. Mais il ne faut jamais manger de la bétoine car elle blesse les sens et l'esprit et peut rendre fou. »

Contre sa propre méchanceté

Parce que l'être humain est dominé par les forces surnaturelles, positives ou négatives, il peut être méchant malgré lui. Il ne peut s'empêcher de dire du mal, ou de mentir ou de se laisser emporter par la colère. La vertu du diamant est telle qu'il suffit de le garder dans sa bouche pour que les forces négatives s'éloignent.

Contre les tourments inspirés par des esprits aériens

La mélancolie, quand elle dépasse la simple tristesse, devient dangereuse. Dangereuse pour celui qui en souffre. Dangereuse pour la société. C'est ainsi que la dépression était rapidement assimilée à la folie. Quelqu'un qui souffrait de mélancolie risquait de sombrer, peu à peu, dans la folie furieuse. Hildegarde considérait la primevère comme l'une des meilleures armes contre la mélancolie. Mais attention, la primevère peut déclencher des allergies cutanées (eczéma de contact).

<u>Un habit de primevère</u>

« Elle tire sa force du soleil et de la lune. C'est pourquoi elle apaise la mélancolie au cœur de l'homme. La mélancolie le rend triste, tourmenté, et le pousse à proférer des blasphèmes. Les esprits aériens, à l'affût, accourent auprès du malade et, par leurs conseils, le poussent à la folie. L'homme doit alors porter des feuilles de primevères partout sur sa peau jusqu'à ce qu'elles le réchauffent. Alors les esprits aériens qui le torturent, redoutant les vertus que cette plante reçoit du soleil, cesseront de le tourmenter. »

Chapitre 7

Savoir préparer les recettes d'Hildegarde

Hildegarde donne rarement la mesure des ingrédients utilisés. Dans les remèdes qui suivent au chapitre 8, les quantités ont pourtant été précisées en tenant compte des propriétés des plantes et de l'utilisation thérapeutique la plus courante. Quelques ingrédients rares ou disparus ont été remplacés par des substances aux propriétés équivalentes. Les plantes toxiques ou déconseillées en utilisation interne ont été remplacées par des plantes de la même famille, aux indications semblables. À part ces modifications, indispensables pour une utilisation pratique, moderne et sans danger, les recettes d'Hildegarde ont été respectées. Toutefois, certaines plantes comme l'aurone ou autres plantes à huiles essentielles étant déconseillées aux femmes enceintes, les futures mamans doivent se contenter d'essayer seulement les recettes externes. Plus qu'Hildegarde, restons prudents. Quand la mort survenait à la suite d'un remède, Hildegarde avait une explication qui ne satisfera pas forcément le lecteur moderne : « *En fait les remèdes, proposés pour les maladies susdites et indiqués par Dieu, gué-*

riront le malade, ou bien alors il mourra, si Dieu ne veut pas qu'il soit guéri. ».

Bien que phytothérapeute d'exception, Hildegarde de Bingen n'avait qu'une confiance limitée dans la puissance thérapeutique des légumes. Ainsi, elle méprisait totalement l'oignon cru, le chou, le poireau, la ciboulette et l'échalote. Pourtant, on sait aujourd'hui — par la tradition populaire mais aussi par les expériences scientifiques les plus sérieuses — que ces légumes sont non seulement riches en vitamines et oligo-éléments très profitables mais qu'ils sont aussi composés d'autres substances souvent anticancéreuses. Le chou cru, par exemple, est indiqué en interne pour tous les troubles gastriques mais aussi en externe pour les problèmes dermatologiques ou circulatoires. À côté de ces oublis (ou méconnaissances) tout à fait concevables à l'époque, on trouve chez Hildegarde des indications souvent surprenantes aujourd'hui et même des recettes — comme cette galette au cumin, cette lotion de bonheur, ces biscuits de potentille ou cet onguent à la violette — qui mériteraient vraiment d'être testées.

Pour chaque affection, Hildegarde donne différentes recettes. Elle conseille, quand c'est possible, d'en essayer plusieurs en même temps : un élixir ou une infusion et un cataplasme par exemple.

Poudres, tisanes ou élixirs ?

Hildegarde n'ayant qu'une relative confiance dans l'eau, les plantes sont prises soit incorporées dans du vin, soit sous forme de poudre. Dans le vin, il s'agit essentiellement de macérations ou de décoctions vineuses. Hildegarde conseille de prendre la poudre de plantes directement sur la langue, ou dans les narines (comme du tabac à priser) ou mélangée aux aliments (sauces, farines pour galettes, etc.) ou bien encore dans une boulette de pain. La poudre se

> ### NE CUEILLEZ QUE LES PLANTES DE VOTRE JARDIN
>
> Si vos connaissances en botanique ne vous permettent pas de reconnaître à coup sûr les plantes, surtout ne les cueillez pas. Deux variétés, très proches, très ressemblantes peuvent avoir des propriétés différentes : ainsi, dans les ombellifères, la ciguë est mortelle alors que le cerfeuil ou la carotte sauvage ne sont pas toxiques. De plus, certaines d'entre elles sont des plantes protégées ou rares, qu'il ne faut pas prélever dans la nature. Pour préparer les recettes d'Hildegarde, préférez donc les plantes sèches que vous trouverez en herboristerie, dans les magasins de diététique et dans certaines pharmacies. Bien sûr, si vous avez dans votre jardin des violettes, du fenouil, de la sauge, du romarin, un tilleul, des orties, du pissenlit, des roses rouges de Provins, de la camomille ou du plantain, n'hésitez pas, surtout si vous n'utilisez aucun produit chimique pour vos cultures ! Les teintures mères, quant à elles, se trouvent en pharmacie. Pour plus d'informations sur la botanique ou les propriétés médicinales des plantes, il suffit de vous référer aux ouvrages cités en bibliographie à la fin de l'ouvrage.

fabrique à partir de plante séchée (feuille ou fleur ou racine). Aujourd'hui, les poudres de plantes se prennent en gélules toutes faites. Il suffit donc d'aller dans une pharmacie ou une boutique diététique et de se procurer la plante indiquée par Hildegarde. Toutefois, il existe peu d'études scientifiques sur l'assimilation par l'organisme des principes actifs contenus dans la poudre de plante sèche. Pour les feuilles ou fleurs séchées, il semblerait qu'une partie des principes actifs soit dissoute par les sucs gastriques. La meilleure méthode pour profiter des bienfaits des plantes (la plus agréable aussi) reste leur extraction préalable en dissolvant leurs principes actifs dans l'eau, l'huile ou l'alcool. D'où l'intérêt des élixirs à base de vin, des infusions, des décoctions et des macérations.

> **ÉLIXIRS FLORAUX OU ÉLIXIRS TRADITIONNELS ?**
>
> Attention : Ne pas confondre les « élixirs floraux » — préparations spécifiques de fleurs, méthode inventée par le Dr Bach au début du XXe siècle — et les élixirs traditionnels (ce dont il est question ici), macérations de plantes dans du vin ou de l'alcool.

Préparer avec du vin

Tous les principes actifs ne sont pas solubles dans l'eau. Certaines substances passent plus facilement dans l'alcool (ou l'huile). La macération dans le vin permet donc une extraction hydro-alcoolique, utilisée actuellement par certains laboratoires de compléments alimentaires. Autre avantage du vin : ses propres principes actifs et l'alcool potentialisent certaines plantes. En revanche, il y a deux inconvénients. Le premier que tout le monde connaît, c'est le danger de l'alcool qui, à haute dose, est nocif, notamment pour le foie. Le second, c'est que l'alcool et la fermentation modifient les propriétés de certaines plantes. Par conséquent, les vins médicinaux, même s'ils sont très souvent conseillés par Hildegarde, sont plus efficaces pour certaines plantes que pour d'autres. Pour simplifier, on utilise plutôt les vins médicinaux (ou élixirs) pour les plantes à tanins, à huiles essentielles ou à principes amers. Pour que ses principes actifs soient extraits, il faut à la fois imbiber la plante et chauffer le liquide (au soleil ou dans une casserole). Il est important de choisir du bon vin, de préférence élevé en agriculture biologique (ou mieux encore en agriculture biodynamique), ces deux dernières précisions étant indiquées sur les bouteilles.

Quel vin choisir ?

Le docteur Maury a étudié de près les vins pour déterminer les terroirs et les crus en fonction des affections. Pour simplifier, disons que plus un vin est sombre, tannique et puissant, meilleur il sera pour tous les problèmes de fatigue, de convalescence, d'infection. En revanche, les vins blancs sont plutôt conseillés pour éliminer, et donc pour les troubles urinaires, les rhumatismes, la goutte, l'obésité… Pour la dépression, on n'hésitera pas à prendre du Pomerol. Pour soigner l'eczéma, on préférera le Muscadet. Pour les cystites et les lithiases urinaires, on hésitera, parmi les blancs, entre l'Anjou, le Sancerre, le Pouilly-Fuissé, le Chablis ou le Gaillac. Pour l'hypertension, on proscrira aussi les rouges et l'on s'en tiendra à un Alsace ou un Graves blanc. Mais la déminéralisation, la bronchite, la diarrhée, la grippe, l'hypotension méritent, quant à elles, Brouilly, Morgon, Médoc, Saint-Émilion et autres Pommard ! Tout dépend de vos goûts… et de votre bourse !

Comment faire ?

Il suffit donc de s'en tenir, pour le choix du vin, à ces deux grands principes : d'abord la couleur (blanc ou rouge) en fonction de l'affection, ensuite la qualité (un grand vin qui n'a pas besoin d'un label ou bien un bon vin avec la mention AB, Agriculture Biologique).

- **Matériel et ingrédients**
- préparez des torchons propres : ils vous serviront à essuyer et à filtrer ;
- il y a toujours au moins trois étapes : la macération, le filtrage et la conservation ;
- les récipients — que ce soit pour la macération ou la conservation — doivent être de préférence en verre ; ils sont lavés, ébouillantés pendant 10 minutes et séchés parfaitement avant d'y mettre la future préparation ou l'élixir terminé ;

- évitez tous les ustensiles métalliques (même l'inox) ou en plastique ; n'utilisez que des récipients en verre, en grès (s'ils ferment bien), des casseroles émaillées, des cuillères en bois et des fouets de bambou ; le filtrage se fait de préférence avec un linge, type « chinois » ; ne pas utiliser les filtres en papier, souvent traités et blanchis au chlore ;

- les plantes séchées ou fraîches, les fruits ou légumes doivent toujours être de grande qualité ; éliminez feuilles ou matières douteuses ;

- n'utilisez jamais de sucre blanc ; préférez le sirop d'agave, le sirop d'érable ou le miel : doués eux aussi de propriétés thérapeutiques, ils potentialiseront l'effet des plantes et augmenteront la conservation de l'élixir ; ne les ajoutez qu'une fois l'élixir refroidi.

• **Les doses**
- de 30 g à 50 g de plantes sèches par litre de vin, le double de plantes fraîches.
- de 100 g à 150 g de miel ou de sirop d'agave ou de sirop d'érable pour un litre de vin, selon vos goûts et l'amertume de la plante. Les racines sont souvent plus amères.

• **La méthode rapide**
Si vous n'avez pas le temps, vous pouvez mettre les plantes et le vin dans une casserole, puis chauffer doucement sans amener à ébullition.

• **La meilleure méthode**
Il est préférable de mettre directement les plantes sèches ou fraîches dans un récipient de verre (grand bocal de jus de fruit par exemple). Couvrir avec un litre de vin. Laisser le moins d'air possible. Boucher le récipient et le retourner de façon à ce que les plantes soient bien couvertes par le vin. Laisser chauffer au soleil pendant au moins deux semaines. Retourner le bocal tous les jours. Filtrer et mettre dans une bouteille préalablement stérilisée (bouillie pen-

dant 10 minutes) qui sera fermée par un bouchon et conservée au réfrigérateur entre chaque usage. L'élixir ainsi préparé se garde deux mois.

- **Ajoutez de l'eau**

Il est conseillé de ne pas dépasser deux petits verres à liqueur par jour de l'élixir ainsi préparé. Mais il n'est pas interdit de faire comme du temps d'Hildegarde : une fois votre élixir filtré, ajoutez 300 g de miel de romarin et un litre d'eau. Mélangez bien et mettez en bouteille. Vous pourrez boire alors un verre à chaque repas d'un élixir plus doux, moins alcoolisé et tout aussi efficace.

Préparer avec de l'eau

La plupart des recettes d'Hildegarde sont des macérations de plantes dans du vin qui, au Moyen Âge, reste préférable à l'eau. Si vous n'aimez pas le goût du vin, vous pouvez bénéficier des principes actifs des plantes grâce aux tisanes. Mais attention, n'utilisez pas l'eau du robinet pour vos tisanes : inutile d'avaler le chlore et les métaux lourds qu'elle contient. Utilisez plutôt une eau en bouteille, de source ou faiblement minéralisée. Dans tous les cas, il faut préférer une casserole émaillée (pas de contact direct avec le métal, même l'inox). Ne jamais dépasser les doses indiquées. Celles mentionnées ci-dessous sont des moyennes pour les plantes les plus courantes.

- **Les décoctions**

Les parties ligneuses, épaisses, de la plante sont coupées en morceaux. Il s'agit des racines, des écorces, des tiges, des grosses feuilles nervurées... Elles sont mises dans la casserole avant de faire chauffer l'eau. En général on met 30 g de plante sèche ou 70 g de plante fraîche pour 1 litre d'eau, ramené à 3/4 de litre, en laissant bouillir à petit feu. On en prend 3 à 4 tasses par jour.

- **Les infusions**

Dans une casserole, faire chauffer 1/2 litre d'eau, sans amener à ébullition. Éteindre la flamme quand l'eau commence à friser. Les parties tendres de la plante (20 g environ de sommités fleuries ou de feuilles) sont jetées dans l'eau, éventuellement battues avec un fouet de bambou (pas de métal). Couvrir car les huiles essentielles de certaines plantes s'évaporent si l'on ne met pas de couvercle. Laisser reposer 3 à 5 minutes. Filtrer. Prendre 3 à 4 tasses par jour.

- **Les soupes**

Hildegarde avait un certain mépris pour les légumes en général. Les soupes qu'elle conseille sont surtout faites à partir de plantes médicinales, de graisses animales et de farine. Aujourd'hui nous savons que les légumes restent le meilleur moyen pour assimiler les oligo-éléments indispensables. Certains aliments ont une activité protectrice sur le foie et le système digestif (les crucifères notamment). C'est pourquoi il ne faut pas hésiter à boire des soupes. Et dans les soupes, outre les légumes, ajoutez du pain... ou des plantes médicinales, pas seulement pour faire plaisir à Hildegarde... mais aussi pour votre santé.

Préparer avec de l'huile, des graisses ou de la cire

Hildegarde déconseille une alimentation trop riche en graisses. Toutefois, en quantité raisonnable et associées à des plantes pour les remèdes, les graisses animales ou d'origine animale peuvent être très utiles. Pour concevoir ses recettes de santé, Hildegarde prenait en considération les caractéristiques « climatiques » de l'affection, des plantes utilisées et des graisses qui servaient de support ou de liant. Ces caractéristiques climatiques sont le chaud, le froid, l'humide et le sec. Ainsi, une affection froide et humide comme le rhume ou la stérilité féminine ne pouvait être soignée que par une plante chaude (comme le fenouil). Cette logique était continuée avec les huiles et les graisses. Ces dernières étaient toutes animales ou d'origine animale : graisse d'ours, graisse de bouc, graisse de cerf, suif, graisse d'oie, beurre de vache, beurre de brebis… Mais à bien lire Hildegarde, on s'aperçoit qu'elle jette son dévolu principalement sur le suif, l'huile d'olive et le beurre. Heureusement, parce qu'avant de se procurer de la graisse d'ours, il faut trouver un ours (espèce aujourd'hui protégée !).

• L'huile d'olive

Il s'agit de faire passer les principes actifs de la plante à l'huile. C'est d'autant plus facile que l'huile d'olive est aussi d'origine végétale. Il y a deux manières de procéder. Soit on chauffe à feu doux (sans dépasser la température de 80 °C) pendant 5 à 10 minutes. Soit on laisse macérer les plantes dans une bouteille au soleil (ou bien à côté d'un radiateur) durant au moins une semaine. Cette seconde solution est préférable. L'huile obtenue s'utilise en externe pour les massages principalement (affections cutanées, rhumatismes, etc.).

• Le beurre

Riche en vitamine A (qui intervient directement sur la qualité de la peau, de la vision et sur la résistance aux infections), le beurre aurait aussi un effet préventif de certains cancers. Mais le beurre, très riche aussi en acides gras saturés et en cholestérol, est déconseillé aux personnes qui souffrent de troubles cardio-vasculaires. Le beurre ne supporte pas la cuisson. La cuisine au beurre est une totale hérésie diététique : le beurre s'oxyde immédiatement au contact de la poêle (à 120 °C) et se transforme en une substance hautement cancérigène et de toute façon indigeste. En revanche, ajouter une noix de beurre dans des nouilles chaudes ou sur une pomme de terre, rien de meilleur ! En cosmétique ou en support pour une crème ou un onguent, le beurre a une odeur un peu forte bien que sa texture ne soit pas désagréable.

<u>L'avis d'Hildegarde</u>

« *Pour une personne en bonne santé, qui ne souffre pas d'embonpoint, le beurre est bon et sain à manger. Mais la personne trop grosse doit en manger modérément de crainte qu'elle n'engraisse encore.* »

- **Le suif et la graisse d'oie**

L'huile d'olive, au Moyen Âge en Allemagne, était rare, chère et pas toujours d'une qualité constante. C'est la principale raison pour laquelle Hildegarde — bien qu'elle préfère l'huile d'olive — propose aussi des recettes à base de graisses animales qui permettent la fabrication d'onguents. Car crèmes et pommades doivent avoir une certaine épaisseur pour être étalées en cataplasmes. Bien préparées, bien filtrées, elles sont onctueuses et peu odorantes, donc faciles et agréables à appliquer. Mais elles risquent de rancir. Il faut préférer, quand c'est possible, l'huile d'olive et la cire qui, elles, se conservent sans problème plusieurs mois et qui, judicieusement associées, forment un onguent moins épais certes, mais bien plus agréable. Si vous êtes pressé, vous pouvez aussi vous procurer en pharmacie de la vaseline, considérée comme totalement neutre. Bien sûr Hildegarde ne connaissait pas cet excipient (inventé au XIXe siècle), bien pratique pour faire des onguents.

- **La cire**

On la trouve chez les apiculteurs, dans les magasins de diététique, sur les salons et foires « bio » et même en grandes surfaces. La cire d'abeilles doit être fondue très doucement au bain-marie. En lui incorporant progressivement de l'huile végétale de première pression à froid et une infusion concentrée de plantes, on obtient une crème à la texture fine, qui protège très bien la peau et laisse pénétrer les principes actifs du remède.

- **Les autres huiles végétales**

Une excellente huile d'olive première pression à froid n'est pas acide mais peut exhaler un parfum un peu trop fruité, surtout si elle a le label Agriculture Biologique et qu'elle n'a pas été filtrée. Pour les massages ou les huiles de soins, vous avez alors le choix entre les huiles de noisette, d'amande, de noyau d'abricot, de jojoba… Tout est question de goût et de prix. Une petite précaution, choisissez toujours une huile de première pression à froid. Les autres sont obtenues par réchauffement ou avec des solvants, ce qui n'est pas sans influence sur la préservation des principes actifs ou sur leur qualité.

Quelques précautions évidentes

- Pour les cataplasmes, compresses et massages : avant de vous « tartiner » et de rester une nuit avec le produit sur la peau, faites un essai sur votre poignet. Chaque individu étant différent, il se peut que vous fassiez une réaction à une substance, même naturelle. (Un enfant peut faire une allergie à de la vaseline pure !). Si votre peau démange ou devient anormalement rouge, rincez à l'eau claire et n'utilisez plus ce remède. Au début, un emplâtre ou un cataplasme ne doit pas être laissé en place plus de 15 minutes. Jour après jour, augmentez la durée de 5 à 10 minutes jusqu'à une heure. Rincez à l'eau claire additionnée de jus de citron. Terminez, quand c'est possible, par un léger massage à l'huile d'olive pour aider la peau à régénérer son film hydrolipidique.
- Pour les recettes en interne : généralement, un produit naturel est efficace seulement au bout de 3 à 5 jours. Il est inutile et dangereux de « forcer » sur les doses. Si un produit agit, c'est qu'il possède des principes actifs. Si une recette peut avoir un effet positif à dose raisonnable, elle peut, tout aussi logiquement, entraîner des désagréments en cas d'exagération : troubles intestinaux, etc. Si aucun effet positif n'apparaît dans les 10 jours, changez de recette. Une cure dure 3 semaines, renouvelable au besoin une fois. Ensuite, il est préférable de « surprendre » votre organisme par une autre recette.

Pierres et prières

Quelques recettes utilisent les vertus des pierres précieuses. Difficile de mesurer l'efficacité réelle de ces remèdes d'autant que, parfois, d'autres ingrédients directs ou indirects peuvent aussi avoir un impact. Ainsi, dans une recette contre les problèmes oculaires, Hildegarde conseille des applications d'une lotion qui associe onyx, vin et récipient de cuivre. Or, le cuivre a un effet puissamment antibactérien, anti-inflammatoire et agit sur le métabolisme sanguin.

La lithothérapie, pratiquée jadis et aujourd'hui, s'accompagne souvent de prières. Il semblerait que la croyance en une religion ne soit pas indispensable : les mots et les pensées positives qu'elles inspirent — la volonté d'être guéri ou de guérir l'autre — devraient normalement suffire. Ces prières peuvent être celles que vous connaissiez enfant. Et, si vous n'en connaissez pas, pourquoi ne pas faire appel à sainte Hildegarde avec des paroles simples ?

Chapitre 8

Les remèdes d'Hildegarde

Toutes les affections : de A comme abcès à Z comme Zona

> Pour certaines affections, il existe des plantes ou des recettes qui ont fait leurs preuves, mais qu'Hildegarde ne connaissait pas. Parce que ces recettes peuvent réellement changer la vie des lecteurs, elles ont été ajoutées aux autres. Pour les différencier des recettes d'Hildegarde, elles ont été imprimées en caractères « bâton ».

ABCÈS

• Cataplasme au blanc d'œuf

Hildegarde dit qu'il ne faut rien mettre sur un abcès tant qu'il n'a pas crevé. Les soins n'interviennent qu'une fois que la « *peau est rompue* ». Mélanger le jus de 200 g d'armoise, de sorte qu'il y ait trois fois plus de jus que de miel. Frotter avec le mélange. Ensuite, placer en cataplasme un blanc d'œuf frais maintenu par un linge.

ACCOUCHEMENT DIFFICILE

• Cataplasmes de fenouil

Dans une grande bassine d'eau chaude mais non bouillie, laisser infuser du fenouil (4 à 5 poignées pour 3 litres d'eau) pendant 5 minutes. Mettre le fenouil encore chaud dans des linges et les appliquer en cataplasmes sur les cuisses et le dos de la parturiente.

ANGINE ET MAL DE GORGE

• Boisson au marrube

Faire une infusion de marrube (50 g pour un litre d'eau) : 2 tasses par jour.

APPÉTIT

• Condiment à la sauge

Piler 30 g de feuilles de sauge fraîches, 2 gousses d'ail, 20 g de cerfeuil. Glisser dans une bouteille de vinaigre de cidre. *« En faire un aliment qu'on mettra sur les aliments et on retrouvera l'appétit. »*

AUDITION

Les recettes ci-dessous sont censées améliorer l'ouïe et soulager les douleurs d'oreilles.

• Fumées d'encens

En cas de baisse de l'ouïe, suite à une maladie, brûler de l'encens blanc — il s'agit peut-être du santal blanc — de sorte que la fumée pénètre dans l'oreille défaillante.

• Vapeurs de marrube

Faire une infusion concentrée (100 g pour 1 litre d'eau) de marrube blanc. Retirer du feu. Couvrir la tête d'un linge et placer l'oreille au-dessus des vapeurs de l'infusion. Placer le marrube encore chaud sur les oreilles et la tête.

• Avec de la farine de froment, un peu d'eau et de la poudre d'or (ou oligo-élément « or » acheté en pharmacie, ou feuille d'or achetée chez les fournisseurs des pâtisseries orientales), faire une pâte que l'on met dans l'oreille.

Voir aussi à « Bourdonnements d'oreilles ».

BÉGAIEMENT

• Feuille de basilic

Mettre une feuille de basilic sous la langue. Hildegarde conseille ce remède quand la langue est paralysée. Cela peut être par la crainte, la nervosité.

BOUFFÉES DE CHALEUR

Voir à « Ménopause ».

BOURDONNEMENTS D'OREILLES

• Cimicifuga en teinture mère, 10 à 15 gouttes dans un verre d'eau : en boire trois fois par jour. Ce remède d'une simplicité remarquable ne supprime pas les bourdonnements d'oreille, mais, dans une majorité des cas, les diminue très fortement. Le truc a été découvert dans un vieux livre par Sophie Lacoste qui l'a publié dans le magazine *Belle Santé*. Des centaines de lecteurs l'ont essayé et ont écrit pour témoigner que leur vie, grâce au cimicifuga, a été transformée. Il faut savoir que les bourdonnements d'oreilles sont très invalidants, touchent des millions de personnes qui finissent par déprimer gravement.

CALCULS

• Vin d'iris

Dans un litre de muscadet ou de vin d'Alsace blanc, laisser macérer un petit rhizome d'iris pendant 8 jours. Puis, écraser pour en faire une bouillie. Filtrer. Boire un petit verre le matin à jeun. Hildegarde précise : « *Celui qui a des difficultés à uriner voit ses calculs ramollir et les organes bloqués se libèrent.* »

Céphalées

Voir aussi à « Migraines ».

• L'onguent à la violette

Presser suffisamment de fleurs de violettes pour recueillir 5 à 6 cl de jus. Filtrer dans un linge. Ajouter 2 cl d'huile d'olive. Dans un récipient, mélanger le jus de violette et l'huile d'olive. Dans une casserole émaillée, à feu très doux, faire fondre 20 g de cire d'abeille. Retirer du feu. Verser progressivement l'émulsion huile-jus dans la cire tout en tournant régulièrement avec une cuillère en bois. Verser dans un petit pot de verre. Continuer à remuer jusqu'au refroidissement. Appliquer sur le front.

Cet onguent peut être amélioré en ajoutant 4 gouttes d'huile essentielle de lavande fine dans l'émulsion huile-jus de violette. Si vous n'avez pas de violette, vous pouvez la remplacer par de la grande camomille.

• L'onguent à la graisse d'oie

Cet onguent soulage les maux de tête d'origine alimentaire (mauvaise digestion, troubles hépatiques). Passer au presse-purée 100 g de sauge fraîche (feuilles et fleurs) + 100 g d'origan frais + 100 g de fenouil + 400 g de marrube blanc pour en extraire le jus. Mélanger ce jus à autant de graisse d'oie. Masser le front et le crâne avec cet onguent plusieurs fois par jour.

• L'émeraude

Souffler sur une émeraude, comme les enfants le font sur une vitre, de façon à la réchauffer, à l'humidifier et à la couvrir de buée. S'en frotter les tempes et le front. Puis la mettre dans la bouche et la conserver quelques minutes jusqu'à ce que les douleurs disparaissent.

- **Cataplasme à la mauve**

Écraser 50 g de fleurs de mauve et 30 g de fleurs de sauge dans 10 cl d'huile d'olive. Au bain-marie, chauffer 30 g de cire d'abeille. Ajouter en remuant les fleurs écrasées non filtrées. Laisser refroidir en remuant. Vous obtiendrez un onguent un peu mou et grumeleux que vous étalerez le soir sur votre front. Bandez avec un linge et dormez avec ce cataplasme.

CHUTE DE CHEVEUX

- Brûler de la paille de blé ou de seigle. Mélanger la cendre avec du saindoux. S'en frotter le crâne tout entier et particulièrement les endroits où les cheveux commencent à tomber. Renouveler l'opération aussi souvent que possible en gardant la pommade aussi longtemps que possible sur le crâne.

CIRCULATION DIFFICILE ET VARICES

- **Huile de massage**

Remplir à moitié et sans tasser une bouteille de fleurs sèches de mélilot. Couvrir avec de l'huile d'olive première pression à froid. Laisser macérer 15 jours. Appliquer sur les rhumatismes et les varices.

- **Pommade**

Au bain-marie, faites chauffer 20 g de cire d'abeille, ajoutez 10 cl de l'huile au mélilot (voir ci-dessus) ainsi que 5 gouttes d'huile essentielle de romarin. Remuez avec une cuillère en bois jusqu'à ce que le mélange ait pris. Appliquez sur les jambes, les bras, les articulations, le dos…

CŒUR ET PROBLÈMES CARDIO-VASCULAIRES

- **Tisane de bec de grue** (Géranium Robert)

Dans un litre d'eau, infuser 30 g de racine de géranium Robert, 20 g de camomille et 2 pincées de noix de muscade râpée. Boire 3 à 5 tasses par jour.

- **Gâteaux de fenugrec**

Dans 2 litres d'eau, faire une infusion concentrée avec 100 g de sarriette, 100 g de camomille, 200 g de fenugrec. Laisser infuser 10 minutes. Filtrer. Mélanger 3 pincées de poivre blanc, l'infusion obtenue et 30 g de poudre de racine de gingembre à suffisamment de farine de fève pour obtenir une pâte consistante. En faire des galettes à cuire au four. Manger de ces galettes tout au long de l'année.

- **Infusion de fenouil**

Boire, chaque jour, 3 à 4 tasses d'infusion de semences de fenouil, sucrée au miel.

- Assaisonner les plats de gingembre ou de galanga (sauf en cas d'hypertension associée).

Voir aussi à « Insuffisance cardiaque ».

Colère

- **Parfums de rose et de sauge**

Au moment où jaillit la colère, respirer une rose (rouge de Provins) et de la sauge : « *En effet, la sauge apaise et la rose réjouit.* »

- **Aigue-marine**

Garder toujours sur soi une aigue-marine, la serrer dans son poing et la regarder. Hildegarde assure que « *celui-là n'en vient pas facilement aux mains avec d'autres hommes, n'est pas querelleur et reste en paix* ». Selon Hildegarde, ce truc est valable aussi avec la calcédoine.

Coliques

- **Massage de camomille**

Piler des feuilles de camomille fraîche pour en extraire le suc que l'on mélangera avec du beurre de vache. Se masser le ventre. « *On sera guéri car la chaleur et la force de la camomille, unies à celles du beurre, mettent cette douleur en déroute et l'apaisent.* »

- **Tisane aux 5 plantes**

Mélanger 50 g de fleurs séchées de sauge, 100 g de potentille sèche, 20 g de poudre de curcuma, 50 g de farine de moutarde, 100 g de racine de bardane. Réduire autant que possible en poudre. Faire des infusions de ce mélange : une pincée par tasse d'eau chaude, trois fois par jour.

- **L'élixir au miel**

Prendre 4 rondelles de racine de gingembre ou 5 g de poudre, 3 g de cannelle. Ajouter 5 gouttes d'huile essentielle de sauge. Mélanger dans 15 g de miel. Verser dans 1 litre de beaujolais. Chauffer légèrement en tournant régulièrement avec une cuillère en bois. Ajouter 2 pincées de poivre blanc. Boire un petit verre le matin à jeun.

COLIQUES NÉPHRÉTIQUES

- L'aubier de tilleul donne des résultats incroyables. Voici la recette préconisée par le Dr Valnet, père de la phyto-aromathérapie moderne : faire une décoction de 40 g d'aubier de tilleul sauvage du Roussillon en laissant bouillir dans un litre d'eau jusqu'à réduction d'un quart. Boire les 75 cl de tisane dans la journée. Recommencer 10 jours de suite. Trois cures d'aubier de tilleul par an préservent des rechutes. Cette recette est valable pour les calculs rénaux, les infections urinaires, les troubles de la vésicule biliaire et les crises de rhumatisme.

CONSTIPATION

- **Galettes au gingembre**

100 g de farine de blé, 200 g de farine de fève, 20 g de poudre de gingembre. En faire des galettes cuites au four et que l'on mangera à jeun.

- **Galettes au cumin**

Même recette que ci-dessus en utilisant du cumin au lieu du gingembre.

- **Régime alimentaire**

Selon Hildegarde : manger du pain trempé dans du lait bouilli, du poulet ou du porc ; éviter la viande de bœuf, le poisson et le fromage.

- Assaisonner les plats de cumin ou de gingembre.

Cou

- **Collier de cristal**

Si une excroissance apparaît : faire chauffer la pierre au soleil. La coudre dans un linge et la porter en pendentif.

- **Vin de cristal**

Si une grosseur au cou est interne ou apparaît dans la gorge : toute la matinée, laisser chauffer un cristal au soleil dans un verre (si possible de cristal). Recouvrir de vin blanc. Laisser macérer au soleil, jusqu'au soir. Boire le vin et placer la pierre sur le cou (ou dans la bouche). Recommencer tous les jours jusqu'à disparition.

Coupures et blessures

- **Consoude**

Boire des infusions et faire des cataplasmes, deux fois par jour, sur la zone blessée.

- **Cataplasmes de plantain**

Faire infuser 5 minutes 20 g de mauve et 100 g de plantain dans 1 litre d'eau. Dans un linge, envelopper les herbes encore chaudes et imbiber le linge. Placer sur la zone blessée pendant 20 minutes, deux fois par jour. Vous pouvez aussi boire l'infusion réalisée : 3 tasses par jour. Renouveler chaque jour l'opération pendant un mois.

Voir aussi à « Peau et problèmes cutanés ».

CRAMPES ET COURBATURES

• Onguent à la rose

Dans 1/2 l d'eau, faites infuser 20 g de pétales de rose et 5 g de sauge. Laissez réduire sur le feu sans bouillir. Dans une autre casserole, faites fondre 20 g de cire d'abeille dans 10 g de saindoux, en mélangeant avec une cuillère en bois. Retirez du feu. Tout en mélangeant, ajoutez 12 cuillerées à soupe de l'infusion de rose et de sauge. Tournez jusqu'à ce que le mélange, en refroidissant, fige et devienne onctueux. Mettez dans un petit pot de verre. Cette recette d'Hildegarde (à conserver au réfrigérateur par précaution), soigne aussi les douleurs musculaires. Le saindoux peut être remplacé par de la vaseline pour une meilleure conservation.

• Massages à l'huile d'olive

Hildegarde conseille de frotter avec vigueur l'endroit où l'on souffre : *« La chaleur et la force de l'huile d'olive mettent en fuite la vapeur de la mélancolie et, quand on masse avec la main, la douleur s'en va. »*

DÉMANGEAISONS

• Onguent antigratte

Exprimer le jus de 50 g de cerfeuil, 250 g d'aunée (ou de racine de carotte) et 250 g de chou. Ajouter le jus à la même quantité de saindoux. Mélanger en chauffant très doucement, en ajoutant 20 g de cire d'abeille. Retirer du feu et continuer à mélanger jusqu'à ce que l'onguent soit refroidi et homogène. Appliquer sur des zones irritées ou des plaies pendant cinq jours.

DÉMANGEAISONS SUR LA TÊTE

• Pain de seigle

Faire une bouillie avec de la croûte de pain de seigle et de l'huile d'olive. L'appliquer en cataplasme chaud. Recommencer durant trois jours en « rinçant » et frottant à chaque fois avec de l'huile d'olive.

Dents
(Poussées dentaires ou maux de dents)

• Faire des gargarismes de la boisson suivante : chauffer 20 g de verveine officinale dans 1/2 litre de vin. Arrêter le feu avant ébullition et laisser infuser durant 5 minutes.

Dépression

Le mot « dépression » n'existait pas à l'époque d'Hildegarde, mais l'affection qu'il recouvre correspond à la mélancolie qui apparaît aujourd'hui comme une douce nostalgie. Du temps d'Hildegarde, la mélancolie recouvrait des symptômes graves. Voir à ce mot.

• Millepertuis

Cette plante est particulièrement efficace pour lutter contre les syndromes dépressifs. Elle agit sur le système nerveux central, se prend en tisanes, en gélules ou en teinture mère.

• Lumière

L'une des causes scientifiquement reconnues de la dépression saisonnière, qui est plus grave que son nom ne le laisserait penser, c'est le manque de lumière à la mauvaise saison. Cette lumière insuffisante aggrave aussi les dépressions «classiques». Pour lutter contre la baisse de tonus et les idées noires, n'hésitez pas à employer les grands moyens : offrez-vous soit un voyage au soleil, soit une « boîte à lumière », lampe spécialement étudiée pour ce problème et désormais en vente dans les grandes surfaces d'équipements ménagers.

Dorsalgies, lombalgies

• Cataplasme de blé

Faire cuire des grains de blé dans de l'eau. Quand ils sont bien gorgés d'eau et mous, placer les grains de blé en cataplasme sur les vertèbres lombaires.

Voir aussi à « Douleurs musculaires » et à « Rhumatismes ».

DOULEURS MUSCULAIRES ET TENDINITES

• Cataplasmes de sauge

Amener à ébullition 2 litres d'eau dans laquelle on aura ajouté 200 g de sauge fraîche ou sèche. Retirer du feu. Essorer les feuilles de sauge et les mettre en cataplasme sur les zones douloureuses. Hildegarde préconise de mettre aussi de l'arnica. Seulement l'arnica est devenu rare et protégé dans nombre de régions. En revanche, on trouve en pharmacie de la teinture mère d'arnica ou des pommades à base d'arnica. À utiliser donc en alternance avec les compresses de sauge.

• Onguent à la rose

Voir « Crampes ».

ECZÉMA

• Cataplasme de fèves

Réduire 100 g de graines de fenouil en poudre. Ajouter à 500 g de farine de fève, puis mélanger à 100 g de farine de froment. Ajouter de l'eau (ou, mieux, une infusion de romarin) de sorte que la pâte devienne consistante. Faire sécher un peu au four ou au soleil avant d'appliquer sur les zones atteintes. À renouveler jusqu'à disparition des *« douleurs brûlantes et démangeaisons »*.

Voir aussi à « Peau et problèmes cutanés ».

ÉLOCUTION

• La calcédoine

Tenir dans le creux de sa main une pierre de calcédoine, la réchauffer avec son haleine et la lécher avant le discours (et pendant si possible).

ENROUEMENT

Voir aussi « Maux de gorge ».

• Vin de bouillon blanc

Faire légèrement chauffer sans bouillir 30 g de bouillon blanc et 30 g de semences de fenouil dans 1 litre de vin blanc. Laisser refroidir. Ne filtrer qu'au moment de servir. Boire des petits verres de temps en temps. Pour améliorer la recette, vous pouvez ajouter du miel.

ÉPILEPSIE

Appelée aussi « haut mal », l'épilepsie était parfois diagnostiquée comme un envoûtement. Si les exorcismes n'y faisaient rien, le malheureux risquait le bûcher. Hildegarde, qui se doutait bien qu'il s'agissait d'un mal purement physique, donnait plusieurs recettes. L'une d'entre elles, difficile à réaliser à notre époque et surtout cruelle, utilisait comme ingrédients de la poudre de bec de canard, du sang et des griffes de taupes femelles, des palmes d'oie, des foies d'oiseau… Mais Hildegarde donnait d'autres conseils moins compliqués et moins sanglants :

• Manger des gâteaux de farine de seigle avec du cumin ainsi que de la viande de bœuf ou d'agneau cuite avec du céleri et du persil.

• Éviter les œufs ainsi que les poissons « sans écailles » comme les anguilles.

• Boire du vin coupé d'eau.

Voir aussi à « Troubles nerveux ».

ÉPISTAXIS (SAIGNEMENT DE NEZ)

• Cataplasmes d'herbes fraîches

Mélanger de l'aneth et de l'achillée millefeuille. Écraser légèrement au rouleau à pâtisserie. Appliquer en cataplasme sur le front, les tempes et la poitrine.

ESTOMAC ET DOULEURS GASTRIQUES

• Élixir de pivoine

Piler dans un mortier 200 g de pétales de pivoine, 50 g de semences de fenouil et 50 g de quintefeuille. Ajouter 1/2 litre de bon vin. Faire cuire à feu doux jusqu'à ébullition. Ajouter 3 rondelles de gingembre et 2 pincées de poivre. Laisser infuser 5 minutes, retirer du feu. Quand l'élixir est refroidi, filtrer. Mettre en bouteille fermée. Boire de cet élixir pendant 5 jours à jeun en le faisant chauffer préalablement.

• Boulette à l'œuf

Ajouter un jaune d'œuf frais à de la mie de pain de froment ou de seigle. Malaxer pour obtenir une boulette, que vous mangerez à jeun.

• Éviter pendant tout le traitement les graisses animales.

• Macération vineuse d'hysope

Laisser macérer pendant 3 jours au soleil 20 g d'hysope dans un litre de vin. Boire un petit verre tous les jours. Hildegarde précise : « *L'hysope est plus utile pour celui qui souffre de l'estomac que pour celui qui souffre du poumon.* »

• Cataplasme de plantain

Faire cuire du plantain dans du vin à feu doux sans faire bouillir. Mettre le plantain dans un linge. Poser la compresse sur l'estomac.

• Pain de fenouil et d'ortie

Dans de la farine à pain, incorporer du fenouil frais et de l'ortie fraîche (choisir les parties tendres de ces deux plantes). Mettre au four. Manger de ce pain à tous les repas jusqu'à ce que les douleurs disparaissent.

• Bouillie à l'onyx

Faire chauffer un demi-litre de vin d'Anjou blanc. Retirer du feu. Au-dessus des vapeurs du vin, maintenir pendant une minute une pierre d'onyx. Puis la plonger dans le vin. Retirer la pierre quand le vin est tiède. Remettre à feu doux : ajouter 1 œuf et 7 cuillerées à soupe de farine. Mélanger de façon à obtenir une bouillie. En manger un peu plusieurs fois par jour.

• Élixir de sauge

Dans un litre de vin de bordeaux rouge, faire macérer durant une semaine : 100 g de sauge, 30 g de menthe pouliot, 30 g de semences de fenouil. Filtrer. Ajouter 20 g de miel. Bien mélanger. Ajouter un litre d'eau. En boire un verre à la fin de chaque repas et au coucher.

• Élixir à la rubellite

Laisser macérer au soleil dans un verre de vin (ou de bière), une rubellite. Faire boire au malade pendant les repas. Recommencer pendant au moins 5 jours. Ce remède est censé réussir dans tous les cas (sauf mort annoncée). Mais attention de ne pas le donner pour un autre mal. Hildegarde précise : « *Sinon le malade ne pourrait survivre car la force du remède est telle qu'il bousculerait son cœur et ferait éclater sa tête.* »

FATIGUE INTELLECTUELLE

• Bouillie stimulante

Ajouter 2 pincées de noix de muscade dans 100 g de racine d'iris fraîche réduite en bouillie. Ajouter 5 rondelles de racine de gingembre cuite et écrasée. Dans une casserole, faire une infusion concentrée de plantain frais (100 g pour 1/2 litre d'eau) entier. Ajouter la bouillie d'iris et de gingembre. Tout en continuant à faire cuire à feu doux, mélanger en ajoutant du sel. Puis retirer du feu, et passer au presse-purée. Manger 2 à 3 cuillerées de cette bouillie, deux fois par jour. À conserver au réfrigérateur.

Fatigue physique

• Huile tonifiante

Masser les muscles avec l'huile suivante : faire macérer au soleil pendant quinze jours en secouant régulièrement le bocal, 100 g de persil frais + 100 g de fenouil + 50 g de fleurs de sauge dans 1 litre d'huile d'olive.

• Cataplasme tonifiant

En cas d'urgence, la recette ci-dessus peut être obtenue en faisant chauffer doucement les plantes dans l'huile d'olive. Imbiber un linge de cette huile et la poser sur les endroits douloureux.

Fièvre

- Boire beaucoup d'eau fraîche.

• Décoction d'écorce

Prendre 100 g d'écorce sèche de platane, 200 g d'écorce sèche de saule, 200 g d'aigremoine. Réduire les plus gros morceaux. Bien brasser les plantes et faire une décoction en mettant 30 g de ce mélange dans 1 litre d'eau. Boire souvent de cette boisson.

• Cataplasme de quintefeuille

« Prenez-en, réduisez-la en bouillie en l'incorporant à de la farine et de l'eau comme si vous vouliez faire des petits pains. Ajoutez un peu d'huile d'olive. Placez la pâte obtenue dans un linge et sur le ventre de celui qui souffre. Répétez souvent, la fièvre se dissipera et le malade vomira. »

• Vinaigre à l'onyx

Laisser tremper durant cinq jours une pierre d'onyx dans un grand verre de vinaigre de cidre dilué dans autant d'eau. Retirer la pierre. Boire une cuillerée de ce vinaigre diluée dans de l'eau et en assaisonner tous les aliments. (Cette recette est à suivre avec prudence, non pour votre santé, mais pour celle de votre pierre : certains vinaigres peuvent attaquer certains onyx !)

- **Vin au basilic**

Dans un litre de bon vin blanc sec, faire cuire sans amener à ébullition, 100 g de feuilles de basilic et 50 g de miel. Remuer pendant 5 minutes. Laisser refroidir. Filtrer. Boire un verre à jeun ou après le repas et avant d'aller se coucher.

- **Vinaigre de mauve**

« Piler de la mauve dans du vinaigre. En boire le matin à jeun et le soir au coucher : la fièvre disparaîtra. »

FOIE ET TROUBLES HÉPATIQUES

- Dans un litre de vin blanc ou rosé, laisser macérer le cœur d'une laitue et 50 g de racines de plantain durant 8 jours. Boire un petit verre le matin à jeun pendant 8 jours minimum. Pas d'autre alcool durant toute la période.
- Boire du jus de mûre.
- Accompagner toute nourriture avec du vinaigre de cidre, soit en assaisonnement, soit dilué dans de l'eau.
- Faire des boulettes de pain mélangées avec du cerfeuil et un peu d'aneth.
- Appliquer des cataplasmes de graines de lin : les faire cuire dans une marmite, presser et filtrer. Mettre les graines ainsi chauffées dans un petit sac de toile que l'on applique sur l'abdomen.
- Manger du poulet assaisonné à l'hysope.

- **Macération de plantes**

Dans 3 litres d'eau frémissante, mettre 50 g de réglisse, 5 grosses pincées de cannelle, 200 g d'hysope, 150 g de fenouil et laisser cuire à feu doux durant 20 minutes sans bouillir. Retirer du feu. Ajouter 10 cuillerées à soupe de miel. Remuer jusqu'à ce que le miel se dissolve. Mettre dans un récipient en verre fermé. Ne filtrer qu'au fur et à mesure qu'on en boit : une tasse pendant chaque repas, matin, midi et soir, pendant 9 jours. Au fur et à mesure du traitement, le liquide diminue, la macération devient plus concentrée, plus amère.

FOU RIRE

Sans doute sainte Hildegarde voulait prévenir les fous rires des jeunes nonnes à des moments aussi cruciaux que la messe ou les vêpres. Aujourd'hui, ce n'est pas à proprement parler une maladie, sauf quand c'est nerveux, que cela arrive à tout bout de champ et que cela met mal à l'aise le rieur et les témoins, et surtout si, comme le précise Hildegarde, « *sous l'effet d'un rire répété et sans mesure, on souffre d'agitation et de soubresauts* ».

• Noix de muscade

Mélanger 4 pincées de noix de muscade et 2 cuillerées à soupe de miel dans un litre de vin chaud. En boire régulièrement, mais avec modération, jusqu'à ce que les symptômes disparaissent.

FRACTURES

Une fois que les os ont été remis en place, pour accélérer la calcification et la cicatrisation, deux plantes sont conseillées par Hildegarde :

• Consoude

Boire des infusions et faire des cataplasmes, deux fois par jour sur la zone blessée.

• Miel de plantain

Couper des racines de plantain, les mélanger à du miel (si possible de plantain). En manger chaque jour à jeun.

• Cataplasmes de plantain

Faites infuser 5 minutes 20 g de mauve et 100 g de plantain dans 1 litre d'eau. Dans un linge, enveloppez les herbes encore chaudes et imbibez le linge. Placez sur la zone blessée pendant 20 minutes, deux fois par jour. Vous pouvez aussi boire l'infusion réalisée : 3 tasses par jour. Renouveler chaque jour l'opération pendant un mois.

Ganglions

• Racines de plantain
Faire sécher des racines de plantain au feu et les placer encore chaudes sur les glandes enflées.

Goutte

• Vin de camomille
Dans un litre de vin blanc, faire macérer pendant 3 jours au soleil, 30 g de camomille allemande, 3 rondelles de gingembre et 2 pincées de poivre. Un petit verre à jeun.

• Cataplasme et massage au persil
Dans 50 cl d'huile d'olive, faire chauffer doucement deux poignées de persil à feu doux, en remuant durant 5 minutes. Laisser tiédir. Placer le persil encore chaud sur les zones douloureuses. Conserver l'huile obtenue pour en faire des massages trois à quatre fois par jour.

• Incorporer de l'or en oligo-élément que l'on trouve en pharmacie souvent en association avec le cuivre et l'argent (ou bien une petite feuille d'or achetée chez les fournisseurs de pâtisseries orientales), l'incorporer à la farine ; en faire une galette que l'on mange le matin à jeun. Prévoir une dose (ampoule ou cachet selon les marques) par galette.

Haleine fétide

• Le vin de sauge
Durant 15 jours, laisser au soleil une macération de 100 g de sauge dans une bouteille de muscadet. Remuer de

temps en temps. Filtrer. En boire une cuillerée à soupe plusieurs fois par jour. Autre méthode plus simple : mâcher des feuilles de sauge ou de romarin.

• Le fenouil
Manger du fenouil cru et frais tous les jours. Mâcher des semences.

• Le pain au gingembre
Faire du pain en incluant dans la farine (pour 250 g) : 4 pincées de gingembre (ou de galanga) en poudre et 4 pincées de noix de muscade. En manger régulièrement.

HÉMORRAGIES EXTERNES

• Le vinaigre à l'œuf
Écraser 50 g de fleurs et feuilles de grande camomille fraîche. Mélanger le suc obtenu avec 2 jaunes d'œuf. Ajouter 10 cl de vinaigre de cidre, deux grosses pincées de cannelle, un peu moins de curcuma. L'ensemble, battu, sera mélangé à une bouillie ou une purée et donné au malade ou au blessé. Ne pas utiliser cette recette en cas de saignement anal ou d'hémorroïdes.

HYPERTENSION

- Saupoudrer les plats de poudre de cannelle.
- Éviter la réglisse, très hypertensive.
- Tisanes de feuilles d'olivier. C'est l'une des rares plantes hypotensives.
- Prendre une supplémentation de potassium.

INCONTINENCE

• Le vinaigre
« Il faut mêler du vinaigre à tous ses aliments et boire souvent du vinaigre, autant qu'on le peut. »

- **Infusion de sauge**

« On peut aussi faire cuire la sauge dans de l'eau, filtrer dans un linge et boire souvent de cette eau, chaude ; on gardera ainsi son urine et on sera guéri. »

INDIGESTION

- **Les galettes de fèves**

Ajouter 30 g de gingembre en poudre à 300 g de farine de fève et 50 g de pétales de souci. Mouiller de façon à obtenir une pâte. *« Fais des petits gâteaux et fais-les dessécher dans un four que l'on a cessé de chauffer depuis un moment, et mange ces petits gâteaux, aussi bien à jeun qu'après un repas. »*

INFECTIONS URINAIRES

Hildegarde considère que les maladies des reins sont souvent liées à des troubles gastriques. Elle conseille des massages dans la région lombaire ou les remèdes pour l'estomac.

Voir aussi à « Estomac », « Dorsalgies » « Calculs » et « Coliques néphrétiques ».

INSOMNIES

- **Cataplasmes de semences de fenouil**

Chauffer dans un litre d'eau, une poignée de semences de fenouil et 50 g de racine d'achillée millefeuille. Arrêter l'eau avant ébullition. Essorer les feuilles, les envelopper dans un linge et les placer sur les tempes et le front. Des variantes de cette recette sont proposées à plusieurs reprises par Hildegarde : elle propose par exemple d'utiliser le fenouil frais en plante entière.

- **Lotion de vin de sauge**

Laisser macérer pendant 3 jours, 50 g de sauge fraîche dans 1 litre de vin rouge. Se masser le cou et la poitrine avec cette lotion.

INSUFFISANCE CARDIAQUE

- **Élixir au persil**

Chauffer doucement, sans amener à ébullition, un litre de vin rouge (correct sans plus, vu le traitement que vous allez lui faire subir !) dans lequel vous aurez mis une poignée de persil. Laisser infuser 5 minutes. Ajouter 50 g de miel d'aubépine. Bien remuer. Quand le mélange est refroidi, ajouter 10 cl de vinaigre de cidre. Vous pouvez remplacer le miel d'aubépine par du miel de citronnier. Boire 3 à 4 tasses par jour pendant 20 jours.

- **Eau de cristal**

Le matin, laisser chauffer un cristal au soleil dans un verre (si possible de cristal). Vers midi, quand la pierre est très chaude, verser doucement de l'eau jusqu'à la recouvrir. Laisser macérer au soleil, jusqu'au soir. Boire l'eau. Ce remède est conseillé aussi pour les maux d'estomac ou d'intestins.

INTESTINS DOULOUREUX

- Faire cuire des fèves à l'eau, en ajoutant 10 cl d'huile d'olive à la cuisson. Boire le bouillon. Les fèves, chaudes, peuvent être étalées en cataplasme sur le ventre.

Voir aussi à « Estomac » et à « Foie », les remèdes étant souvent semblables.

- Placer un jaspe sur le ventre jusqu'à ce qu'il soit chaud. Retirer la pierre et la rincer à l'eau courante.

INTOXICATION ALIMENTAIRE (ET EMPOISONNEMENTS)

• L'eau d'aigue-marine
Faire tremper une aigue-marine dans de l'eau de source que vous boirez aussitôt. Procéder ainsi durant cinq jours, en buvant toujours à jeun. Hildegarde précise : « *Le poison s'en ira par un vomissement d'écume ou par les voies inférieures.* »

IVRESSE

• Les raisins secs
Mettre des raisins secs dans l'eau froide avant de les poser sur le front, la gorge et les tempes de la personne ivre.

• Le fenouil
Manger du fenouil ou des graines de fenouil.

JAUNISSE

• Biscuits de potentille
Faire des galettes avec de la quintefeuille (potentille), de la fleur de farine et un peu d'eau. Faire cuire au four. En manger à jeun pendant 9 jours et on sera guéri.

• Jus de cresson
Boire du jus de cresson froid. Un petit verre, 3 fois par jour. Attention, le cresson est une plante d'eau qui peut communiquer la douve si elle est cueillie dans la nature. Seul le cresson commercialisé, car cultivé dans des cressonnières très contrôlées, ne présente aucun risque et peut être consommé.

• Cataplasme de lierre
Dans 2 litres d'eau, jeter une bonne poignée de feuilles de lierre (les petites des extrémités sont les meilleures). Ajouter 10 cl d'huile d'olive. Amener à ébullition, puis

baisser le feu et laisser chauffer pendant 5 minutes. Appliquer les feuilles de lierre chaudes (mais non brûlantes) directement sur la poitrine, recouvrir d'un linge épais que l'on imbibera de l'eau qui a servi à la décoction du lierre. Cette recette est la même que pour les règles douloureuses.

• Vin de diamant

Le matin, laisser chauffer un diamant au soleil dans un verre (si possible de cristal). Vers midi, quand la pierre est très chaude, verser doucement du vin jusqu'à la recouvrir. Laisser macérer au soleil jusqu'au soir. Boire le vin. Et garder la pierre sur soi, si possible dans la bouche.

Lèpre

Maladie terrible au Moyen Âge, la lèpre a disparu dans l'Europe d'aujourd'hui. Hildegarde propose plusieurs soins parmi lesquels, chose originale pour l'époque et sensée, une bonne hygiène en prévention.

• Onguent d'iris

Piler des rhizomes d'iris, à laisser macérer dans du lait d'ânesse. Dans un récipient, faire fondre du saindoux. Y ajouter la racine pilée dans le lait d'ânesse. Faire cuire à feu doux en mélangeant. Filtrer. Se frictionner tout le corps avec cet onguent… après s'être lavé avec de la cendre.

• Bain de cendre et de terre

Prélever des pieds entiers de thym avec leurs racines et la motte de terre qui les entoure. Brûler et jeter les cendres du thym et la terre chauffée dans l'eau qui chauffe pour le bain. Prendre souvent des bains de terre et de cendres de thym.

Luxure, excès de plaisir

Aujourd'hui, cet état n'est plus considéré comme une maladie. Mais sait-on jamais ! Peut-être qu'une personne sexuellement trop active sera contente, grâce à ces recettes, de revenir à une certaine modération !

• Cocktail anaphrodisiaque

50 g d'aneth, 100 g de menthe, 110 g de pulmonaire, 220 g de racine d'iris, 220 g d'ail. Couper le tout en petits morceaux. Les mettre dans un grand récipient et recouvrir de vinaigre de cidre (compter environ 2 litres). Manger souvent comme des condiments. Boire le vinaigre (une cuillerée à soupe par verre d'eau).

• La pierre calmante

Attacher dans le creux des reins de l'homme ou sur le nombril de la femme qui « *désire violemment l'œuvre de chair* », une agate.

MÉLANCOLIE

• Lotion de bonheur

Piler 100 g de fleurs fraîches de mauve avec 200 g de fleurs fraîches de sauge. Mélanger avec 20 cl d'huile d'olive ou bien 20 cl de vinaigre de cidre. Laisser macérer. Filtrer. Se masser le front et les tempes avec cette lotion. Dans les cas rebelles, imbibez un linge de cette lotion : enveloppez-en votre tête. Gardez le linge pendant 3 jours au moins tout en le mouillant régulièrement avec de l'huile ou du vinaigre. Hildegarde précise : « *En effet, le suc de la mauve dissout la mélancolie, le suc de la sauge la dessèche, l'huile d'olive imprègne la tête ainsi fatiguée, tandis que le vinaigre arrache l'acidité de la mélancolie.* »

• Infusions de primevère

Dans un litre d'eau, infuser 50 g de fleurs de primevère, boire de 3 à 5 tasses entre les repas. La primevère, plus connue pour résoudre les problèmes respiratoires, est aussi calmante. Elle a une action stimulante sur le cerveau. Elle favorise le sommeil. L'indication d'Hildegarde pour la mélancolie est donc scientifiquement attestée par les travaux de K. Kahnt et de W. Bohn. Si vous ne trouvez pas de fleurs de primevères, vous pouvez utiliser les rhizomes en décoction (20 g par litre d'eau).

Mémoire défaillante

• Bouillie d'iris au gingembre

Dans une cocotte, avec un peu d'huile d'olive, faire revenir 50 g de racine d'iris et 4 rondelles de racine de gingembre. Couvrir d'eau et ajouter 50 g de plantain entier — racine, tige, feuilles, fleurs — frais. Cuire de façon à faire une purée des ingrédients. Ajouter et mélanger 4 pincées de noix de muscade. Deux fois par jour, avaler une cuillerée à soupe... *« jusqu'à guérison »*.

• Lotion à l'ortie

Tasser une bonne poignée d'orties dans un récipient en terre. Couvrir d'huile d'olive. Laisser macérer pendant 8 jours à proximité d'une source de chaleur. Écraser le tout pour en extraire le jus. Filtrer. Masser la poitrine et les tempes, le soir au coucher. Hildegarde précise : *« De la sorte les oublis seront plus rares. »*

Ménopause

Cette période cruciale de la vie d'une femme et l'ensemble de ses symptômes ont été à peine évoqués par Hildegarde, alors que les problèmes liés aux règles sont très souvent pris en compte. Elle écrit : *« À partir de sa cinquantième année ou parfois de la soixantième, la femme souffre de troubles dans ses organes internes, elle grossit et le flux menstruel revient dans sa maison, c'est-à-dire dans les membres. (...) La matrice commence à se replier et à se contracter de sorte que les femmes ne peuvent plus concevoir. »* Il semblerait donc qu'Hildegarde considérait que c'était juste une mauvaise période à passer, qui ne nécessitait pas de soins particuliers. Il est vrai qu'au Moyen Âge, peu de femmes arrivaient au stade de la ménopause.

Aujourd'hui on sait que les troubles de la ménopause sont dus à des déséquilibres hormonaux. Or il se trouve que dans nombre de plantes, il existe des hormones — appelées phytohormones — tout à fait comparables aux hormones féminines. D'autres plantes, quant à elles, ont la capacité de réguler les hormones : ce sont les phytomodulateurs hormonaux. Bien souvent ce sont les mêmes plantes qui agissent par ces deux modes d'action. L'avantage de prendre des plantes, par rapport au THS (Traitement Hormonal Substitutif), c'est qu'il y a peu de risques de surdosages ou d'effets secondaires.

- C'est ainsi que vous pouvez prendre des compléments alimentaires (gélules, capsules) particulièrement bien dosés de yam, soja, trèfle, luzerne, maca (en vente en magasins diététiques et en pharmacies).
- Vous trouverez aussi des capsules d'huile de bourrache ou d'huile d'onagre.
- Et bien sûr, n'hésitez pas à boire des tisanes de mélilot, ortie ou sauge (plantes seules ou en mélanges) spectaculairement efficaces.

Migraine

La migraine se caractérise par une douleur enveloppant une moitié du crâne. Hildegarde ne fait pas toujours la distinction entre « migraines » et « céphalées ». Pour d'autres recettes, voir à « Céphalées ».

• Huile parfumée
Mélanger 5 cl de jus d'aloès, 5 cl d'huile (d'onagre ou de bourrache), 3 gouttes d'huile essentielle de lavande. Masser la tête jusqu'au cou. Garder aussi longtemps que possible, par exemple la nuit en couvrant la tête avec un bonnet.

• Cataplasme de sauge
Faire infuser des feuilles de sauge. Les placer encore chaudes sur la tête et envelopper d'un linge.

Mucosités

Hildegarde conseille cette recette pour les personnes qui souffrent d'un excès de mucosités ou de salive dans la bouche.

- **Vin d'émeraude**

Faire chauffer un bon vin rouge que l'on verse sur une émeraude maintenue en place sur un linge de lin au-dessus d'un récipient en verre. Recommencer plusieurs fois l'opération. Avec de la farine de fève et ce vin passé plusieurs fois sur l'émeraude, faire une bouillie. Manger de cette bouillie plusieurs fois par jour.

Nausées

- **Galettes au cumin**

Réduire en poudre 10 g de cumin, 3 g de poivre et 10 g d'anis vert. Mélanger à 50 g de farine de froment, 100 g de farine de seigle, un jaune d'œuf, une cuillerée d'huile d'olive, une pincée de sel et un peu d'eau. Beurrer une plaque. Mettre au four.

- Une pincée de noix de muscade sur les plats.

Odeurs

- **Un masque à gaz naturel**

« Si on doit supporter quelque odeur fétide, mettre la sauge dans les narines, elle sera bien utile. »

Peau et problèmes cutanés

- **Onguent à l'iris**

Exprimer le suc de feuilles d'iris de façon à en recueillir environ 20 ml. Dans une casserole émaillée, faire doucement fondre 60 g de saindoux, ajouter le suc obtenu. Masser les ulcères, les peaux boutonneuses ou *« dures comme l'écorce »* avec cet onguent. On peut améliorer la recette de la façon suivante : faire chauffer très doucement au bain-marie 50 g de cire d'abeille en remuant. Ajouter 10 gouttes d'huile essentielle de lavande et 15 cl d'huile d'olive. Toujours en remuant, ajouter le suc de feuille (ou de rhizome) d'iris. Retirer du feu et continuer à remuer jusqu'à ce que l'onguent fige.

- Faire des compresses au vinaigre.

• Lotion au vinaigre

Dans un pot de terre contenant 1 litre de vinaigre, broyer une demi-racine de gingembre. Laisser macérer deux jours près d'une source de chaleur en remuant régulièrement. Frictionner la peau.

• Cataplasme au tussilage

Mettre des feuilles et des boutons de tussilage sur les zones à problème. Par dessus, faire couler du miel et l'étaler. Envelopper d'un linge. Renouveler fréquemment le cataplasme pendant 3 jours et 3 nuits. Le 4e jour : écraser des feuilles de bardane fraîche (ou des racines fraîches) et mélanger à quantité égale à de la farine de blé et du miel (de romarin, de thym ou de lavande si possible) de façon à obtenir un emplâtre de la surface de la zone à soigner. Étaler cet emplâtre et le renouveler durant 9 jours.

• L'onguent à la violette

C'est la même recette que pour les maux de tête. Presser suffisamment de fleurs de violettes pour recueillir 5 à 6 cl de jus. Filtrer dans un linge. Ajouter 2 cl d'huile d'olive. Dans un récipient, mélanger le jus de violette et l'huile d'olive. Dans une casserole émaillée, à feu très doux, faire fondre 20 g de cire d'abeille. Retirer du feu. Pour encore plus d'efficacité, ajouter 10 gouttes d'huile essentielle de romarin ou de lavande. Verser progressivement l'émulsion huile-jus dans la cire tout en tournant régulièrement avec une cuillère en bois. Verser dans un petit pot de verre.

Continuer à remuer jusqu'au refroidissement. Appliquer sur le front.

Problèmes intestinaux

• Bouillie à la camomille
Dans 1/4 de litre d'eau frémissante, faire infuser, durant 5 minutes, 50 g de camomille (préférer pour cette recette la camomille romaine, d'un parfum plus agréable et moins amère). Filtrer, ajouter 5 cuillerées d'huile d'olive et mélanger à de la farine de blé complet. Hildegarde conseille aussi cette recette dans le cas de règles insuffisantes ou douloureuses.

Paralysie faciale

• Poudre aux 5 graines
Réduire en poudre 100 g de graines de céleri. Ajouter 30 g de poudre de graines de sarrasin, 4 pincées de noix de muscade, un clou de girofle réduit en poudre, les graines de 3 cynorrhodons (bien retirer les poils irritants) réduites elles aussi en poudre. Bien mélanger. Prendre deux pincées de cette poudre après chaque repas. Hildegarde précise : « *La paralysie disparaîtra car c'est le meilleur remède contre elle. Et si elle tourmente, le remède la fera partir sans faire de mal.* »

Piqûres d'insectes

• Frotter la piqûre avec de la racine fraîche de plantain.

• Onguent à la camomille
Frotter la zone douloureuse avec le suc d'une dizaine de fleurs de camomille mélangé à autant de beurre.

• Frotter la piqûre avec une améthyste.

Problèmes respiratoires

• « *Celui qui souffre du poumon, de quelque façon que ce soit, évitera les viandes grasses et la nourriture qui contient beaucoup de sang, ainsi que le fromage cuit, car tout cela provoque de la sanie dans la région du poumon. S'il veut prendre de l'huile, qu'il en prenne modérément ; qu'il se garde du temps humide et nuageux.* »

À côté de ces conseils alimentaires, dont la validité n'a été prouvée par aucune étude scientifique, Hildegarde propose plusieurs recettes, toutes déconseillées en période de grossesse :

• Vin de fenouil

Dans un litre de vin rouge, faire macérer 4 pincées de noix de muscade râpée, 10 g de camomille allemande, 10 g de semences de fenouil, 4 rondelles de gingembre, 10 g de romarin ; ajouter 2 cuillerées de miel. Laisser au soleil une semaine en remuant tous les jours. Boire un petit verre avant chaque repas. Ces ingrédients, bien qu'antispasmodiques et antibactériens, ont plutôt acquis leur réputation dans le traitement des troubles digestifs.

• Hildegarde conseille aussi les « *bonnes herbes qui ont bonne odeur ; de ces herbes, manges-en souvent, aussi bien à jeun que non, afin que leur bonne odeur passe jusqu'au poumon et chasse la fétidité de l'haleine* ». On peut supposer qu'il s'agit de sauge, romarin, marjolaine, et autres herbes de Provence.

• Vin d'aunée

Faire cuire à feu doux dans un litre de vin rouge ou de vin blanc liquoreux : 10 g de baies de genièvre et 40 g de camomille allemande. Retirer du feu avant ébullition. Ajouter 100 g de racine d'aunée officinale coupée en morceaux. Laisser macérer une nuit. Filtrer. Boire un petit verre, le matin à jeun et avant les repas.

- **Vin de feuilles**

Faire cuire à feu doux dans un litre de vin rouge : 10 g d'aneth, 20 g d'ortie et 20 g de livèche. Retirer du feu avant ébullition. Laisser macérer durant une nuit. Filtrer. Boire un petit verre, le matin à jeun ou après les repas. Mais, précise Hildegarde, *« avec retenue et modération »*.

- **Infusion de racine de pulmonaire**

Laisser infuser 10 g pour 1/2 litre d'eau. À boire pendant au moins 7 jours, après les repas et jusqu'à totale guérison.

PROSTATISME

Cet organe n'était pas connu. Mais les troubles de la miction à partir de la cinquantaine faisaient partie des maux aussi courants jadis qu'aujourd'hui !

- **Vin d'iris**

Dans un litre de muscadet ou de vin d'Alsace blanc, laisser macérer un petit rhizome pendant 8 jours. Puis écraser pour en faire une bouillie. Filtrer. Boire un petit verre le matin à jeun.

- **Lait de rubellite**

Faire chauffer une rubellite au soleil. Puis la plonger dans un verre de lait de vache. Laisser macérer une heure. La retirer et boire le lait. Recommencer durant au moins 5 jours.

PRURIT

Voir « Démangeaisons ».

RECHUTES

Pour éviter de retomber dans une grave maladie dont on sort :

- Porter une bague sur laquelle est montée une agate.

RÈGLES IRRÉGULIÈRES ET TROP ABONDANTES

• L'eau froide

« La femme qui souffre de nombreux flux menstruels de façon irrégulière, trempera des linges de lin dans de l'eau froide et les mettra souvent autour de ses cuisses afin de se refroidir à l'intérieur. »

• Cataplasmes à l'ail

Faire cuire 500 g d'ail épluché. Le piler. Le disposer encore chaud sur les cuisses et le bas ventre jusqu'au nombril.

• Élixir de bétoine

Dans un litre de vin rouge, faire macérer pendant trois semaines, 60 g de fleurs de bétoine. Exposer si possible au soleil. Remuer tous les jours. Filtrer et mettre en bouteille. Boire un petit verre à jeun.

• Cataplasmes de feuilles de lierre

Dans 2 litres d'eau, jeter une bonne poignée de feuilles de lierre (les petites des extrémités sont les meilleures). Ajouter 10 cl d'huile d'olive. Amener à ébullition, puis baisser le feu et laisser chauffer pendant 5 minutes. Appliquer les feuilles de lierre chaudes (mais non brûlantes) directement sur le ventre et les cuisses, recouvrir d'un linge épais que l'on imbibera de l'eau qui a servi à la décoction du lierre.

• Pas d'aliments amers

« Que la personne fasse aussi attention à ne pas manger d'aliments amers qui pourraient gêner sa digestion. Elle préférera les aliments mous et doux jusqu'à ce qu'ils la guérissent à l'intérieur. »

Règles insuffisantes ou douloureuses

• Bains de fleurs

Dans un grand récipient, mettre 5 litres d'eau à chauffer. Ajouter une poignée des fleurs suivantes (sèches ou fraîches) : anis, angélique et bouillon blanc (ou tanaisie, centaurée et bouillon blanc). Pendant ce temps, faire couler un bain chaud. Une fois l'infusion de fleurs prête, la verser avec les fleurs dans le bain. Entrer dans le bain en s'asseyant sur les fleurs, puis les maintenir sur l'abdomen. Hildegarde préconise de chauffer l'eau du bain en jetant dans la bassine des briques mises au feu. Pour compenser l'effet des briques, ajouter une poignée d'argile à l'eau du bain. Aujourd'hui, l'eau chaude coule au robinet, reconnaissons que c'est plus facile.

• L'élixir de la femme

Dans 2 litres de vin rouge, faire chauffer doucement 50 g d'achillée millefeuille, 10 g d'aristoloche, 10 g de fraxinelle (dictame), 3 clous de girofle, 3 pincées de poivre blanc. Bien remuer. Arrêter le feu avant ébullition. Laisser refroidir. Filtrer. Mettre à chauffer à nouveau en ajoutant 20 g de miel. Boire chaque jour un petit verre à jeun et après les repas. Attention : fraxinelle et aristoloche sont des plantes très toxiques et abortives. Cette recette n'est donnée qu'à titre d'information pour montrer à la fois que les plantes sont puissantes et qu'au Moyen Âge, on n'y allait pas toujours par quatre chemins.

• Macération de bétoine

Dans un litre de bourgogne rouge, laisser macérer 100 g de fleurs et de racines de bétoine pendant une semaine. Filtrer la macération, puis la diluer dans un litre d'eau. En boire un petit verre, 3 fois par jour en commençant une semaine avant le début supposé des règles.

- **Gâteau de livèche**

Faire et cuire au four des petites galettes, riches en œufs, dans lesquelles on aura ajouté du suc de livèche. À manger avant et après les repas.

- **Un régime sans viande**

« *En attendant, pendant qu'elle souffre de cette retenue de son sang, la femme évitera la viande de bœuf et les aliments lourds qui la resserrent.* » Attention cependant : les femmes, surtout en période des règles, présentent des carences en fer, oligo-élément contenu dans la viande (ainsi que dans le jaune d'œuf et les légumes secs).

- **Bouillie à la camomille**

Dans 1/4 l d'eau frémissante, infuser durant 5 minutes, 50 g de camomille (préférer pour cette recette la camomille romaine, d'un parfum plus agréable et moins amère). Filtrer, ajouter 5 cuillerées d'huile d'olive et mélanger à de la farine de blé complet. Manger cette bouillie 2 fois par jour, pendant la semaine qui précède les règles.

- **Infusion de menthe**

2 à 3 tasses par jour.

RHUMATISMES

- **Infusion et cataplasmes aux 3 plantes**

Dans un litre d'eau frémissante, jeter 50 g d'orties, 30 g de joubarbe, 30 g de menthe (pouliot de préférence). Laisser infuser 5 minutes. Placer les herbes encore chaudes et mouillées sur la zone douloureuse. Éventuellement la frotter avec les herbes. Boire la tisane obtenue.

La joubarbe devant être utilisée fraîche, elle n'est pas facile à trouver en ville ! Elle serait d'ailleurs gorgée de substances polluantes. Elle peut être facilement (et avantageusement) remplacée par du romarin ou du thym, que l'on trouve sans problème en magasins diététiques, herboristeries et pharmacies.

- **Huile de massage**

Piler 200 g de fleurs de millepertuis et 200 g de feuilles d'absinthe. Ajouter à un litre d'huile d'olive que l'on fait très doucement chauffer. Masser avec cette huile.

- **Bambou ou prêle et harpagophytum**

Les rhumatismes sont souvent dus à un déficit en silicium, constituant des os et du cartilage. Le bambou (que l'on prend en gélules) et la prêle (à prendre en tisanes de préférence) sont particulièrement riches en silicium. Le Numéro 1 de *Belle-Santé* avait fait sa couverture sur le bambou et conseillait à ceux qui avaient mal au dos de faire une cure régulière de bambou. Des centaines de lettres de lecteurs sont parvenues dans les mois qui ont suivi pour remercier *Belle-Santé* de les avoir définitivement soulagés ! L'harpagophytum, quant à lui, est une plante originaire d'Afrique. C'est un anti-inflammatoire particulièrement efficace. A prendre en gélules en même temps que le bambou ou la prêle.

- **Glucosamine-chondroïtine**

Cette substance naturelle, tirée le plus souvent de cartilage de poisson, est apparue dans les pharmacies et les magasins diététiques il y a quelques années. Son succès fut immédiat. Il a été scientifiquement prouvé que la glucosamine-chondroïtine reconstituait le cartilage, diminuait les phénomènes inflammatoires et rendait la souplesse aux articulations.

Voir aussi à « Goutte ».

Rhume

- **Fumigation au fenouil**

Faire chauffer une brique ou une tuile au feu. Poser dessus une poignée de fenouil et quatre fois plus d'aneth. Se pencher pour respirer les fumées. Manger avec du pain le fenouil et l'aneth une fois cuits de la sorte. On distingue très difficilement l'aneth du fenouil. Mais le remède d'Hildegarde doit son efficacité à leur association. Hildegarde précise : « *On fera cela trois ou quatre ou cinq jours jusqu'à ce que cet écoulement de la tête et des narines se fasse plus doucement et que les humeurs s'écoulent plus calmement. Car la chaleur et l'humidité du fenouil rassemblent les humeurs qui sont anormalement diffusées et répandues et les resserrent ; le froid et le sec de l'aneth les dessèchent.* »

• Un remède de cheval : la fumigation d'ortie

Le remède suivant est destiné aux chevaux qui toussent et qui ont les narines qui coulent. Rien n'empêche d'essayer pour vous, il n'y a aucune contre-indication. Jetez une poignée d'orties et autant de livèche, dans 2 litres d'eau frémissante : « *Après avoir attaché le cheval, faites aspirer les vapeurs par son nez et sa bouche, et il sera guéri* ». Pour un humain, 50 g d'ortie et 50 g de livèche pour 1 litre d'eau suffisent.

• Poudre de bec de grue

Réduire de la racine de bec de grue (géranium Robert) en poudre. En mettre dans les narines (comme du tabac à priser).

SINUSITE (ET OTITE)

• Infusion aux épices

Dans un litre d'eau frémissante, ajouter : 4 rondelles de galanga (ou gingembre), 20 g de feuilles de persil fraîches, 30 g d'origan, 10 g de graines de céleri (ou de racine), 3 pincées de poivre blanc. Retirer du feu. Ajouter 50 g de miel de romarin (ou de sapin) tout en remuant pendant 5 minutes. Boire tout au long de la journée, doucement réchauffé puis filtré.

STÉRILITÉ MASCULINE

• Ragoût de foie

Faire revenir du foie d'agneau et du foie de porc dans une cocotte avec un peu d'huile d'olive. Ajouter un peu d'eau avec 120 g de chatons de noisetiers, 40 g de joubarbe, 10 g de liseron, 2 pincées de poivre. Laisser mijoter. « *L'homme, après avoir enlevé les herbes, mangera ces viandes ; il trempera aussi du pain dans le jus de cuisson et le mangera ; il fera cela souvent, jusqu'à ce que, grâce au suc de ces viandes, sa semence ait retrouvé son pouvoir d'engendrer... si le juste jugement de Dieu le permet* ».

TACHES SUR LA PEAU

- Mouiller une améthyste avec la salive et frotter la peau. Cette recette permettrait, toujours selon Hildegarde, de diminuer les tumeurs.

TEIGNES

Bien que ce problème ne soit plus d'actualité, il est intéressant de se rappeler que la vermine empoisonnait littéralement la vie des gens. Peut-être cette recette serait-elle à essayer pour éliminer les poux... ces charmantes petites bêtes qui s'accrochent aux têtes de nos chers enfants, de septembre à juin ! À essayer aussi sur les chiens et les chats pour les débarrasser des puces !

• Pivoine
Se laver les cheveux avec une décoction concentrée de racines et de graines de pivoines. Hildegarde précise : « *Il peut aussi mettre des racines et des feuilles de pivoines dans ses vêtements : les teignes s'enfuiront et cesseront d'attaquer.* »

TOUX

• Infusion de bec de grue
Faire chauffer 1 litre d'eau. Avant que l'eau n'arrive à ébullition, jeter 50 g de fleurs de bec de grue (géranium Robert). Retirer du feu et laisser infuser. En boire 3 à 5 tasses par jour, sucrer au miel de romarin.

- **Marrube**

Faire une infusion de marrube (50 g pour un litre d'eau) : 2 tasses par jour.

TROUBLES NERVEUX

- **Cataplasme d'iris**

Dans de l'eau frémissante, jeter 3 rhizomes et une poignée de feuilles d'iris. Laisser cuire à feu doux. En faire une bouillie que l'on enveloppera dans un linge. Entourer la tête du malade avec ce cataplasme et le laisser toute la nuit.

Cette recette est destinée à calmer les « frénétiques ».

- **Rhizomes au miel**

Faire cuire des rhizomes, les éplucher. Les inciser pour les fourrer au miel. À manger en légumes, plusieurs fois par semaine.

ULCÈRE DE L'ESTOMAC

- **Élixir à la gentiane**

Préparer une macération de 50 g de racine de gentiane coupée en petits morceaux, avec, si possible, 50 g de fleurs fraîches de gentiane dans un litre de vin rouge léger (Côtes-du-Rhône, Beaujolais…). Boire de cet élixir tiède, deux fois par jour.

ULCÈRES DE LA JAMBE

- **Cataplasme de cire**

Imprégner un linge de lin de cire nouvelle et d'huile d'olive. Placer le cataplasme sur la plaie. Il est aussi possible de réaliser la recette suivante, comparable, encore plus efficace.

- **Onguent au citron**

Faire chauffer doucement 30 g de cire d'abeille au bain-marie. Ajouter 5 cl d'huile d'olive et 10 gouttes d'huile essentielle de romarin. En laissant refroidir et tout en remuant sans cesse, ajouter le jus d'un citron. Vous obtiendrez une crème très douce avec laquelle vous masserez les jambes, sans appuyer, en remontant.

VOMISSEMENTS

Voir à « Nausées ».

YEUX

• Oignon cuit
Même si elle ne tient pas en haute estime les légumes, Hildegarde, pour toutes les maladies des yeux, conseille de manger de l'oignon cuit à tous les repas.

• Lotion d'onyx
Poser une pierre d'onyx dans un petit récipient en cuivre ou en bronze. Verser un quart de vin rouge. Fermer ou couvrir le mieux possible. Laisser macérer pendant 15 jours. Retirer la pierre. Conserver le vin dans le récipient. Humecter les yeux chaque soir pendant une semaine maximum.

• Cristal de roche
« Quand la vue s'assombrit, faire chauffer un cristal de roche au soleil. Le placer chaud sur les yeux. »

• La rosée de mauve
« Pour éclaircir la vue, recueillez, durant la nuit ou au petit matin, de la rosée sur des fleurs de mauve ou de liseron ou bien sur des feuilles de poirier, de chêne ou de hêtre. » Appliquez cette rosée sur les paupières avant d'aller dormir.

ZONA

Cela se manifeste par de la fièvre, puis une sensation de brûlure avec l'apparition de vésicules dans le dos ou sur un côté du thorax. C'est douloureux et très irritant. Le zona n'a été identifié comme affection virale qu'au XIXe siècle.

Mais, au Moyen Âge, on souffrait déjà de cette affection, considérée comme un problème de peau à éruption.

- **Macération d'aromates**

Dans une bouteille de verre, introduire à parties égales et autant que possible des feuilles et des fleurs de romarin, thym, sauge, lavande. Compléter avec de l'huile d'olive. Boucher. Exposer pendant une semaine au soleil en remuant régulièrement. Masser les zones atteintes.

- **Cataplasme à la noix de muscade**

4 pincées dans de la pâte faite avec de la farine de seigle. Appliquer chaque jour. Rincer avec un peu d'huile d'olive.

- **Lotion au vinaigre**

Dans un pot de terre contenant 1 litre de vinaigre, broyer une demi-racine de gingembre. Laisser macérer deux jours près d'une source de chaleur en remuant de temps en temps. Frictionner régulièrement.

INDEX DES REMÈDES

Agate, 97.
Aigue-marine, 97.
Ail *Alium sativum*, 42.
Améthyste, 98.
Angélique *Angelica archangelica*, 42.
Argile, 107.
Arnica *Arnica montana*, 43.
Aubépine *Cratægus oxyacantha*, 44.
Bardane *Arctium lappa*, 45.
Basilic blanc *Ocimum basilicum*, 47.
Bourrache *Borago officinalis*, 48.
Buis *Buxus sempervirens*, 49.
Calcédoine, 98.
Camomille (Grande Camomille) *Chrysanthemum parthenium* ou *Tanacetum parthenium*, 49.
Cannelle *Cynnamomum*, 50.
Cerfeuil, 51.
Consoude *Symphytum officinale*, 51.
Cristal de roche, 99.
Cuivre, 100.
Diamant, 101.
Émeraude, 101.
Épeautre, 89.
Fenouil *Foeniculum vulgare*, 52.
Fèves, 87.
Fer, 102.
Galanga (*Alpinia*), 55.
Gentiane, 53.
Géranium Robert *Géranium Robertianum*, 54.
Gingembre (*Zinzimber*), 55.
Huile d'olive, 76.
Hyacinthe, 103.
Hysope *Hyssopus officinalis*, 57.
Iris *Iris germanica* – *Iris versicolor*, 56.
Jaspe, 103.
Laurier *Laurus nobilis*, 57.
Lavande *Lavendula officinalis*, 58.
Lentilles, 87.
Mauve *Malva sylvestris*, 60.
Mélilot *Melilotus officinalis*, 61.
Menthe, 61.
Miel, 80.
Millepertuis *Hypericum perforatum*, 62.
Noix de muscade *Myristica Fragans*, 63.
Onyx, 104.

Or, 104.
Ortie *Urtica dioica*, 64.
Pain, 82.
Persil *Petroselinium hortens*, 65.
Pissenlit *Taraxacum officinalis*, 65.
Plantain, 66.
Pois, 87.
Potentille *Potentilla*, 67.
Romarin *Rosmarinus officinalis*, 68.
Rubellite, 105.
Saphir, 105.
Sauge *Salvia officinalis*, 69.
Tilleul *Tilia*, 70.
Thym *Thymus vulgaris*, 71.
Topaze, 106.
Valériane *Valeriana officinalis*, 72.
Vin, 73.
Vinaigre, 84.

INDEX DES TROUBLES ET AFFECTIONS

Abcès, 139.
Accouchement difficile, 140.
Angine et mal de gorge, 140.
Appétit, 140.
Audition, 140.
Bégaiement, 141.
Bouffées de chaleur, 141.
Bourdonnements d'oreilles, 141.
Calculs, 141.
Céphalées, 142.
Chute de cheveux, 143.
Circulation difficile et varices, 143.
Cœur et problèmes cardio-vasculaires, 143.
Colère, 144.
Coliques, 144.
Coliques néphrétiques, 145.
Constipation, 145.
Cou, 146.
Coupures et blessures, 146.
Crampes et courbatures, 147.
Démangeaisons, 147.
Démangeaisons sur la tête, 147.
Dents (Poussées dentaires ou maux de dents), 148.
Dépression, 148.
Dorsalgies, lombalgies, 148.
Douleurs musculaires et tendinites, 149.
Eczéma, 149.
Élocution, 149.
Empoisonnements, 160.
Enrouement, 150.
Épilepsie, 150.
Épistaxis (saignement de nez), 150.
Estomac et douleurs gastriques, 151.
Fatigue intellectuelle, 152.
Fatigue physique, 153.
Fièvre, 153.
Foie et troubles hépatiques, 154.
Fou rire, 155.
Fractures, 155.
Ganglions, 156.
Goutte, 156.
Haleine fétide, 156.
Hémorragies externes, 157.
Hypertension, 157.
Incontinence, 157.
Indigestion, 158.

Infections urinaires, 158.
Insomnies, 158.
Insuffisance cardiaque, 159.
Intestins douloureux, 159.
Intoxication alimentaire, 160.
Ivresse, 160.
Jaunisse, 160.
Lèpre, 161.
Luxure, excès de plaisir, 161.
Mélancolie, 162.
Mémoire défaillante, 163.
Ménopause, 163.
Migraine, 164.
Mucosités, 165.
Nausées, 165.
Obssessions, 113.
Odeurs, 165.
Peau et problèmes cutanés, 165.
Problèmes intestinaux, 167.
Paralysie faciale, 167.
Piqûres d'insectes, 167.
Problèmes respiratoires, 168.
Prostatisme, 169.
Prurit, 169.
Rechutes, 169.
Règles irrégulières et trop abondantes, 170.
Règles insuffisantes ou douloureuses, 171.
Rhumatismes, 172.
Rhume, 173.
Sinusite, 174.
Otite, 174.
Stérilité masculine, 174.
Taches sur la peau, 175.
Teignes, 175.
Tourments, 121.
Toux, 175.
Troubles nerveux, 176.
Ulcère de l'estomac, 176.
Ulcères de la jambe, 176.
Vomissements, 177.
Yeux, 177.
Zona, 177.

BIBLIOGRAPHIE

Les textes d'Hildegarde (latins ou traduits) se trouvent sur Internet et chez plusieurs éditeurs. Parmi les traductions les plus agréables et les plus fiables, il faut citer celles de Pierre Monat aux Éditions Jérôme Millon. Paul Ferris, l'auteur du présent ouvrage, a utilisé différentes sources et a souvent procédé lui-même à l'adaptation ou à la traduction des citations. Pour plus d'informations sur Hildegarde de Bingen, les plantes de santé, les éléments de phytochimie, les vins médicinaux, le Moyen Âge, les thérapies orientales, les relations entre le mental et le physique ou bien encore les pierres précieuses, il suffit de vous reporter à l'un ou l'autre des titres de la liste ci-dessous.

- *Les affections les plus courantes et les plantes pour y remédier* – Belle Santé – Hors Série N° 1 – Mai 2000.
- *Les Alchimistes du Moyen Age* – Serge Hutin – Hachette – 1995.
- Belle-Santé — N° 1 à N° 44 (janv. 98 à mai 2002) – BP 8 – 77520 Donnemarie-Dontilly – France.
- *Causes et remèdes - Hildegarde de Bingen* – Traduction Pierre Monat – Éditions Jérôme Millon – 1997.
- *Cunningam's encyclopedia of magical herbs* – S. Cunningham – Llewellyn Publications – 1985.
- *Dictionnaire de Médecine chinoise* – Hiria Ottino – Larousse – 2001.

- *Dictionnaire des plantes médicinales du monde* – Bernard Boulard – Éditions Estem – 2001.
- *Éléments de phytochimie et de pharmacognosie* – Jean Bruneton – Technique et Documentation – 1987.
- *Encyclopédie des plantes médicinales* – Larousse – 1997 (et nouvelle édition augmentée 2001).
- *Encyclopédie du monde végétal* – Vallardi – 1964.
- *Genèse du cancer* – Dr Ryke Geerd Hamer – ASAC – 1990.
- *Le Guide des Fleurs du Dr Bach* – Paul Ferris – Marabout – 2001.
- *Guide de l'homéopathie* – Dr Gérard Pacaud – Marabout – 2000.
- *Le Guide des pierres de soins* – R. Boschiero – Marabout – 2000.
- *Hildegarde de Bingen* – Monique Chavanne – Soleil Natal – 1999.
- *Hildegarde de Bingen* – Régine Pernoud – Le Livre de Poche – 1994.
- *Legs, fondement d'une médecine nouvelle* – Dr Ryke Geerd Hamer – Amici di Dirk – 1988.
- *Le Livre des arbres et de la santé* – R. Strassmann – Librairie de Médicis – 1996.
- *Le Livre des subtilités des créatures divines* (Tomes I & II) – *Hildegarde de Bingen* – Traduction Pierre Monat – Éditions Jérôme Millon – 1996.
- *Le Livre des plantes médicinales et vénéneuses de France* (Tomes 1 à 3) – Abbé P. Fournier – Éditions Lechevallier – 1947.
- *Le Manuscrit perdu de Strasbourg* – L. Moulinier – Publication de la Sorbonne – 1995.
- *Médecines curieuses d'autrefois* – Suzanne Jacques-Martin – Éditions Charles Corlet – 1996.
- *Le Miel, un trésor de santé* – Sophie Lacoste – Marabout – 2002.
- *Médecine tibétaine & thérapies holistiques* – T. Dummer – Guy Trédaniel Éditeur – 1998.

- *Phytothérapie* – Dr Jean Valnet – Maloine – 1983.
- *Plantes et champignons* – Bernard Boulard – Éditions Estem – 1997.
- *Les plantes dans la thérapeutique moderne* – L. Bézanger-Beauquesne, M. Pinkas, M. Tork – Éditions Maloine – 1986.
- *Plantes thérapeutiques* – M. Witchtl & R. Anton – Éditions Technique & Documentation – Éditions Médicales Internationales – 1999.
- *Le pouvoir des bracelets en pierres fines et le secret de leur force magnétique* – S. Sharamon & B.J. Bajinski – Librairie de Médicis.
- *Promenades dans des jardins disparus* – Les plantes au Moyen Âge d'après les Grandes Heures d'Anne de Bretagne – Michèle Blimoff – Éditions Ouest-France – 2001.
- *La Sybille du Rhin* – Sylvain Gouguenheim – Publications de la Sorbonne – 1996.
- *Scivias ou « Sache les voies »* ; Les livres des visions – Hildegarde de Bingen – Traduction Pierre Monat – Édition du Cerf – 1996.
- *Secrets et vertus de l'huile d'olive* – Sophie Lacoste – Marabout – 2001.
- *Se Soigner par les légumes, les fruits et les céréales* – Dr J. Valnet – Livre de Poche Pratique – 1990.
- *Soignez-vous par le vin* – Dr E.A. Maury – Marabout – 1983.
- *Trucs et astuces de beauté* – Sophie Lacoste – Marabout – 2001.
- *Trucs et astuces de santé* – Sophie Lacoste – Marabout – 2001.
- *Tout sur la médecine chinoise* – Dr D. Collin & C. Barry – Éditions M.A Santé – 1989.

IMPRIMÉ EN ALLEMAGNE PAR GGP MEDIA GMBH

pour le compte des
Nouvelles Éditions Marabout
D.L. Février 2013
ISBN: 978-2-501-08476-5
41.2720.5/01